Lena D. Bredow

Für immer schlank
oder
Warum essen nicht dick macht

W0236521

asug

Vorwort

Während meiner langjährigen Arbeit mit Übergewichtigen entsetzte mich am meisten deren Seelenzustand. Fast alle waren frustriert und traurig. Sie hassten ihren Körper, vermieden den Blick in den Spiegel, hielten sich selbst für völlig disziplinlos und haderten mit dieser Eigenschaft.

Immer wieder waren die Versuche, endlich schlank zu werden gescheitert, bewirkten oft nur das Gegenteil. Noch mehr Kilos zeigten sich am Ende auf der Waage. Die Gedanken waren stets gefangen von den Pfunden, bestimmten den Tagesablauf und engten das Leben ein.

Diäten, Fastenkuren, Kalorienkontrolle, Fettweg-Pillen und diverse Pülverchen brachten nie den dauerhaften Erfolg. Resignation wurde zur Endstation und Depressionen wurden zum sicheren Auslöser dafür, noch dicker zu werden.

Keiner der Übergewichtigen aber machte sich dabei wirklich Gedanken darüber, *warum er* die überflüssigen Pfunde mit sich herumschleppte. Für sie gab und gibt es offensichtlich immer nur eine einzige Erklärung: Ich esse zuviel.

Und genau das stimmt eben in den allermeisten Fällen nicht!

Dieses Buch ist anders. Es packt das Problem an der Wurzel. Mit einfachen Mitteln und logischen Zusammenhängen wird es dir helfen, deine Kilos endgültig zu verlieren.

Wenn du zweifelst, dann solltest du dich jetzt fragen, warum es Menschen gibt, die offensichtlich essen können was und wie viel sie wollen, und trotzdem gertenschlank bleiben.

Es liegt nicht an der Genetik oder am in die Wiege gelegten „rasenden Stoffwechsel". Sie haben auch keine Krankheit oder eine kleinere Anzahl an Fettzellen. Sie essen nicht einmal weniger. Ihr Ge-

5

heimnis liegt ganz woanders.

Ich werde es dir im Laufe des Buches verraten.

Jedes Jahr, nach Weihnachten bis weit ins Frühjahr hinein, hat die Diätwelt Hochkonjunktur. Dann werden Unmengen Werbegelder investiert für Appetitzügler, Wundermittelchen und Zeitschriften, die allesamt versprechen, *die* „ultimative Bikini-Diät" entdeckt zu haben. Jedes Mal aufs Neue, wenn das Jahr Richtung Sommer marschiert, wird mit den Problemen der Dicken eine Menge Geld verdient. Die Industrie begibt sich auf Seelenfang. Die goldene übergewichtige Kuh ist eine unbefristete Lizenz zum Gelddrucken.

Dabei würden sie alle Pleite gehen, wenn jeder wüsste, wie einfach es ist abzunehmen.

Wenn du davon die Nase voll hast, wenn du unzählige Male an Diäten gescheitert bist und wenn du bereit bist, einen völlig anderen Weg einzuschlagen, dann wirst du mit diesem Buch schlank werden.

Seit vielen Jahren leite ich erfolgreich Seminare für Menschen, die abnehmen wollen. Sie sind ein Querschnitt durch alle Alters- und Berufsgruppen. Männer und Frauen, richtig Dicke und weniger Schwere, eigentlich Schlanke, aber vom Magerwahn beeinflusste, hoffnungslose und hoffnungsvolle Menschen.

Mein Konzept hat sich langsam entwickelt und wurde zu einem Großteil durch gründliche Gewohnheitsanalysen meiner „Dicken" genährt. Ich kenne deren Tagesabläufe sehr genau, und ich habe verstanden, wo die oft nur winzigen Fehler liegen.

Wenn man um diese Fehler weiß, dann *versteht* man den Unterschied zwischen dick und dünn sein.

Und das Verstehen ist letztlich der Schlüssel zum Erfolg.

Ich kann dir deshalb versprechen, dass der Weg endlich schlank zu werden, wirklich ganz einfach ist und über deinen Verstand führt.

Ich verspreche dir auch, dass es kein Geld kostet.

Und ich verspreche dir, dass meine Methode garantiert funktioniert!

Wie, um Gottes Willen, kann ich so etwas versprechen?

Durch die Erfahrungen, Erfolge und die seit meiner Kindheit unglaubliche Faszination am Aufbau des Menschen und dessen Organismus.

In diesem Buch wirst du Dinge wieder finden, die du schon einmal gehört hast. Vieles aber wird mit Sicherheit neu für dich sein und mit so einer Logik versehen, dass du vielleicht denken wirst: *Mein Gott, wenn ich doch schon früher gewusst hätte, wie einfach es ist!*

Die Lösungen liegen in den Gesetzen der Evolution.

Sie ist es, die unseren Körper in vielen tausend Jahren zu dem gemacht hat was er heute ist, nämlich eine perfekt ausgeklügelte und funktionierende Maschine.

Wenn man nun diese Maschine kennt, wenn man versteht, warum sich das eine Zahnrad so herum und das zweite andersherum dreht, dann kann man sein eigener Mechaniker werden und seinen Motor beeinflussen.

Die Wissenschaft weiß, wann und warum ein Mensch Fett einlagert, wie der Stoffwechsel reagiert, wie man ihn verändern kann, wann und warum man zu- oder abnimmt. Und ich weiß es auch.

Dieses Buch habe ich erst in Angriff genommen, *nachdem* sehr viele Übergewichtige mit meiner Philosophie abgenommen haben, und das auf Dauer, und nicht nur für kurze Zeit.

Ich weiß sehr genau: Kaum jemand ist wirklich in der Lage seine Essensvorlieben komplett über Bord zu werfen, also arbeite ich mit dem, was du sowieso schon isst.

Du musst deinen Speiseplan nicht ändern, aber ab jetzt wirst du ein cleverer Mechaniker sein.

Du wirst deine Maschine ganz einfach umprogrammieren, vom Fett einlagern zum Fett verbrennen.

Inhaltverzeichnis

Seite

Einleitung

Zuerst einmal! Wer schreibt eigentlich dieses Buch?

Vielleicht sollte ich anfangs besser damit hinter dem Berg halten, denn wenn ich dir gleich erzähle, was ich beruflich mache, dann wirst du es unter Umständen zuschlagen ohne jemals darin gelesen zu haben, und das wäre jammerschade!

Im Grunde hat mein Job auch nur sekundär etwas mit dem erfolgreichen Abnehmkonzept zu tun, auch wenn das auf den ersten Blick nicht so scheint.

Mein Name ist Lena Bredow, ich bin vierzig Jahre alt und Mutter zweier Söhne, 20 und 10 Jahre alt. Ich bin 163 cm groß und wiege zwischen 51 und 53 Kilogramm. Ich bin sicher, ich wäre fett, wenn ich nicht nach meiner eigenen Philosophie leben würde.

Okay, ich bin Fitnesstrainerin. Halt Stopp! Bitte trotzdem weiter lesen! Ich werde dich ganz sicher nicht dazu zwingen, plötzlich sportlich zu werden oder Höchstleistungen zu vollbringen, ich möchte dir nur helfen, endlich schlank zu werden.

Ich sage es nicht gerne, aber meine Philosophie funktioniert tatsächlich auch ohne Sport, wobei ich weiß, dass er natürlich ein großer Erfolgsbeschleuniger ist.

Durch meinen Beruf habe ich viele unterschiedliche Menschen kennen gelernt, und der größte Teil wünschte sich nichts sehnlicher, als schlank zu sein. Manchen fehlten nur wenige Kilos zu ihrer Traumfigur, andere waren scheinbar unerreichbar weit davon entfernt.

Ich mag Menschen sehr gerne und ich fing an meine „Dickies", wie ich sie liebevoll nannte, zu durchleuchten. Wissbegierig hörte ich mir ihre Geschichten an, studierte über Jahre ihre Lebens- und Essgewohnheiten und grübelte oft nächtelang über Einzelschicksale nach. Der Druck, unter dem die meisten Dicken stehen, entsetzte mich genauso, wie ihr negatives Verhältnis zu ihrem Körper.

So fand ich bald unzählige Parallelen bei den Essgewohnheiten und die Zusammenhänge begannen nach und nach logisch zu werden.

Die Brücke zur Evolution und ihren Mechanismen war geschlagen.

Ich profitiere nun von den vielen Jahren meiner Arbeit und den Erfahrungen, die ich dabei gesammelt habe, und die ich nun an dich weitergeben möchte.

So lange ich denken kann, war der Körper des Menschen und dessen Entwicklung für mich ein absolutes Phänomen. Ich habe begriffen, dass er im Prinzip *immer* nach denselben Regeln funktioniert, und das fasziniert mich. Wäre ich in der Schule fleißiger gewesen, hätte ich höchstwahrscheinlich Anthropologie studiert, nur um dieses „Wunderwerk Mensch" in all seinen Entwicklungsphasen kennen zu lernen.

Diese perfekt konzipierte Maschine aus Fleisch und Blut, die im Laufe von vielen tausend Jahren von der Evolution an die unterschiedlichsten äußeren Bedingungen angepasst wurde und so gelernt hat, sich in der Natur zu behaupten und zu überleben, und die doch so einfach zu beeinflussen ist.

Ich werde dir einen Weg zeigen, wie du für immer deine Pfunde verlierst. Diesen Weg sind vor dir schon viele Menschen gegangen und ich kann dir also versprechen, dass er allein durch seine Logik überzeugt.

Ich werde deshalb niemals in irgendwelche Details verfallen, nichts oder so wenig wie nötig über Kohlehydrate, Fette und Vitamine erzählen. Ich werde dich nicht mit Dingen langweilen, über die du vermutlich besser informiert bist als ich.

Welche Nahrungsmittel dick machen, welche vermieden werden sollten und welche sich in den Fettzellen so richtig schön festkrallen, last but not least - wie viel Würfelzucker eine Flasche Coca-Cola hat - sind Tatsachen, die dir zwar bekannt sind, die dir aber bis heute trotzdem nicht weitergeholfen haben.

Ich verzichte weitgehend auf Fachsimpelei, Schlagworte und bio-chemische Einzelheiten. Ich werde auch (fast) keine Gebote ausspre-chen und ich werde dir ganz sicher nichts verbieten!

Genau das Gegenteil wird der Fall sein.

Meine einzige Absicht ist es, dir den Mechanismus deines Körpers zu erklären, und wie du ihn dazu bringen kannst, *seine angesam-melten Vorräte wieder abzugeben.*

Jedes Verbot ist die Zündschnur zum sicheren Scheitern!

Je mehr verboten wird, desto schneller wird die Zündschnur abbrennen!

Ich verbiete dir nichts, aber auch gar nichts.

Mein analytischer Verstand, und die Fähigkeit Menschen zu öffnen, sie zu begeistern und zu erreichen, ist eine Gabe die ich habe, und für die ich sehr dankbar bin. So bekam ich Einblick in viele überge-wichtige Seelen. Das Dilemma bei fast allen war:

Sie hatten sich tatsächlich **dick gehungert!**

Kapitel 1

Sie hatten sich tatsächlich dick gehungert!

Sie aßen schlichtweg zu wenig und zu völlig verkehrten Zeiten. Ihre Körper wurden dadurch in die falsche Richtung programmiert.

Diese Fehlprogrammierung hatten sie, ohne es zu wissen und oft schon mit der ersten Diät, selbst verursacht, weil sie die Mechanismen nicht *kannten* und sie so ungewollt missachteten.

Die Evolution und somit auch der Organismus haben ihre eigenen Gesetze.

Dass wir Menschen dick werden, geschieht keinesfalls grundlos und willkürlich, sondern durch ausgeklügelte *Vorsichtsmaßnahmen,* mit der wir von der Natur ausgestattet wurden, um besser überleben zu können.

Wenn man die Gesetze kennt, ist es tatsächlich denkbar simpel, die Fehler zu beheben, und den Körper wieder umzuprogrammieren.

Wenn man sie *nicht* kennt und missachtet, befindet man sich in einem Teufelskreis (sehr oft nur wegen einer Kleinigkeit).

Unser Ziel ist die Umprogrammierung deines Körpers.

Nur Mut, es funktioniert. Es funktioniert fast schon erschreckend einfach. Das Allerwichtigste ist allerdings, die *Zusammenhänge zu verstehen.* Zu wissen, wie herum sich die Zahnräder im Körper bewegen, und zu begreifen, *warum* sie das tun. Nur dann ist man auch in der Lage, sie in die richtige Richtung drehen zu können.

Damit du wirklich *verstehst,* werde ich einige Dinge immer und immer wiederholen. Ich möchte, dass sie dir in Fleisch und Blut übergehen. Wenn das geschieht, dann wirst du ganz einfach abnehmen.

Kapitel 2

Meine Praxis begann mit der Geschichte von Oliver H.

Oliver war Mitglied in dem ersten Studio, in dem ich arbeitete. Er kam oft und fleißig zum Training, machte stets ein unfreundliches Gesicht und brachte auch nur selten eine nette Begrüßung über seine Lippen, wenn er den Trainingsraum betrat. Oliver war fett. Ich meine so richtig fett.

Eigentlich verwunderlich, denn wie gesagt, er trieb sehr viel Sport. Er schwitzte nicht nur regelmäßig und sehr lange auf dem Studio-Ergometer, ich erfuhr außerdem, dass er leidenschaftlich gerne Squash spielte.

Da er dabei seine knapp 120 Kilo bei 172 cm nur relativ langsam durch den Court wuchten konnte, hatte er eine unglaublich gute Technik entwickelt, mit der er sogar Turniere gewann.

Obwohl Oli mir nicht sonderlich sympathisch war, beschäftigte er mich dennoch. Ich konnte einfach nicht fassen, warum er trotz der vielen Bewegung dick blieb. Eines Tages suchte ich mit ihm deshalb das Gespräch. Oli war überraschenderweise sehr offen, und ich musste mein Urteil erst einmal gründlich revidieren. Unter der unfreundlichen und introvertierten Schale befand sich ein sensibler und unglaublich feinsinniger Mensch, der zudem noch einen erfrischend intelligenten Humor besaß. Ich erfuhr sehr viel über seine Essgewohnheiten, und so kam die Wurzel seines Übergewichtes zum Vorschein.

Oli und ich wurden dicke Freunde.

An einem Sonntag, wir trainierten nun öfter gemeinsam, standen wir im Freihantelbereich vor dem großen Spiegel. Oli hatte eines seiner lustigen T-Shirts an, die, wie ich glaubte, ausschließlich die Funktion hatten von seiner Leibesfülle abzulenken. Ich schaute ihm eine Zeit lang bei seinen Übungen zu und dann rutschte das heraus, was mir schon seit einiger Zeit auf der Zunge lag:

14

„Sag mal Oli, warum setzt du nicht all deinen Ehrgeiz, den du doch hast, und mit dem du alles so unbeirrt durchziehst, ins Abnehmen? Was du dir sonst vornimmst, machst du doch immer tausendprozentig. Warum nutzt du diese Eigenschaften nicht und wirst einfach dünn?"

Gespannt und ein bisschen ängstlich, ihn jetzt womöglich verletzt zu haben, wartete ich auf seine Antwort.

„Weil ich nicht dünner werde, Lena. Ich war schon immer fett. Im Kindergarten war ich der dicke Oli, in der Schule der Fettwanst. Meine Mutter ist dick, meine Tanten sind es, meine Cousinen... einfach alle! Ich esse nicht viel, mache Sport ohne Ende und bleibe trotzdem fett."

Das klang nicht einmal frustriert, eher gelangweilt. In diesem Moment dachte ich, er habe sich mit seinen überflüssigen Kilos abgefunden und tatsächlich kein Interesse daran, jemals etwas zu ändern. Sicher würde ich das heute noch glauben, wäre da nicht der nächste Satz gewesen:

„Und außerdem, Lena, ich glaube nicht, dass ich besser aussehe, wenn ich schlank bin!"

Und das klang jetzt sehr wohl frustriert.

Ich betrachtete sein Spiegelbild. Oli war 28 Jahre alt, nicht sehr groß und er litt schon jetzt an akutem Haarausfall. Aber er hatte ein sehr weiches Gesicht, wunderschöne blaue Augen und ein unglaublich warmes Lächeln. Unter seinen Fettringen versteckte sich ein gut trainierter Körper, da war ich sicher.

„Das ist doch Quatsch!", antwortete ich deshalb im Brustton der Überzeugung, „ich denke du würdest sehr wohl gut aussehen! Lass dir erklären worum es geht, und du entscheidest dann, ob du Lust hast abzunehmen oder nicht! Ich befasse mich schon sehr lange mit diesem Thema, und ich denke, ich kann dir helfen. Ich verspreche dir, dass du keinen Hunger haben wirst, im Prinzip auf nichts verzichten musst, und", betonte ich selbstbewusst, „ich schwöre dir, es wird keinen Jojo Effekt geben!"

Oli sah mich halb zweifelnd, halb belustigt an. Wie jeder Dicke hatte er schon eine Unzahl von Diäten hinter sich. Hatte x-mal ein paar Kilo ab- und umso mehr wieder zugenommen, und irgendwann resigniert.

Ich bekam keine Antwort, zumindest nicht gleich.

Ein paar Tage später wollte er dann doch mehr wissen.

Bis dahin hatte ich ihn ganz bewusst in Ruhe gelassen. Die Entscheidung, sein Fett anzugreifen, sollte nicht durch mein Überreden getroffen werden.

15 Monate später flog ich mit ihm nach Mallorca in den Urlaub.

Oli war ein völlig anderer Mensch geworden. Er wog nur noch 79 kg und hatte einen super trainierten Körper. Seine Fettrollen waren weg.

Aber nicht nur sein Äußeres hatte sich völlig verändert, auch seine Seele.

Eine Zeitlang, während des Abnehmens, wurde genau das zu einem Problem. Oli verlor kurzzeitig seine Identität. Mit jedem Kilo verschwand auch seine selbst geschaffene Persönlichkeit. Den dicken Oli mit den lustigen T-Shirts gab es bald nicht mehr. Er schmolz einfach weg, Kilo für Kilo, schneller als der neue Oli geboren werden konnte. Aber schließlich war er dann da, ein völlig anderer Mensch. Ein vor Selbstbewusstsein und Stolz strotzender, ein strahlender und attraktiver und vor allem interessanter Mann, der von nun an auch der Damenwelt nicht länger verborgen blieb. Oli hatte ein komplett neues Leben.

Zugegeben, Olis Erfolg machte auch mich sehr stolz. Nun hatte ich es schwarz auf weiß. Meine Theorie funktionierte, und sie funktionierte wie gesagt erschreckend einfach.

Alles was ich in den Jahren zusammenrecherchiert hatte, was ich über den menschlichen Körper im Bezug auf Dicksein heraus gefunden hatte, die Studien, Berichte, und vor allem die Schicksale, denen ich im Studioalltag begegnete, all die Gespräche und Erfahrungen hatten nun ihre Bestätigung gefunden: Es ist wirklich einfach abzunehmen, wenn man nur weiß, wie der Körper funktioniert.

Wenn man seine Geheimnisse lüftet, wenn man ihn kennt und vor allem, wenn man lernt, ihn zu mögen. Dann gibt es nichts Leichteres als dieses neu gewonnene Wissen für sich und seine Ziele zu nutzen.

Oli hatte nicht ein einziges Mal gehungert. Im Gegenteil, er aß im Prinzip sogar mehr als vorher. Selbst das Coca-Cola-Trinken hatte er nicht aufgegeben, obwohl ich ihm dazu riet. Er nahm trotzdem in einer rasenden Geschwindigkeit ab. Sport trieb er nicht mehr und nicht weniger als vorher, aber er begann clever zu essen und hielt sich, pedantisch wie er war, an alle meine Vorgaben.

Er verlor *so* gleichmäßig sein Gewicht, dass er mir am 30. November schon genau sagen konnte, wie viel er am 31. Dezember wiegen würde. Und seine Vorraussagen stimmten immer.

Wenn Oli so einfach und erfolgreich abnehmen konnte, dann galt dies für alle Menschen mit Gewichtsproblemen.

Meine Gruppen waren geboren.

Kapitel 3

Schönheits-Wahn

Ich muss dir nicht sagen, dass du dick bist, das machen andere schon. Und ich muss dich eigentlich nicht davon überzeugen, dass du dich mit deinem Gewicht nicht wohl fühlst, sonst würdest du mein Buch nicht lesen. Dabei spielt es auch keine Rolle, ob du 5 Kilo oder 50 Kilo abnehmen willst, ob du ein Mann oder eine Frau bist. Du bist unglücklich mit deinen Kilos, und nur das zählt. Jeder Mensch hat schließlich ein Recht darauf, glücklich zu sein.

Dass unsere Gesellschaft das Schönheitsideal vorgibt und bestimmt, dafür kannst du nichts, aber du bist ihm, wie ich auch, unterworfen. Wir sind nun mal Herdentiere und laufen mit der Masse, das liegt in unseren Genen und hat uns über viele Tausend Jahre das Überleben gesichert.

In anderen Ländern werden dicke Menschen als viel attraktiver angesehen als spindeldürre, wie in Japan zum Beispiel, und in anderen Zeiten waren die Rubensfiguren der Frauen und die Schmerbäuche der Männer ein Schönheitsideal.

Du aber lebst im Europa des 21. Jahrhundert, und dort gilt nun mal der Schlankheitswahn.

Klapperdürre Models und waschbrettbäuchige Schauspieler liefern die Vorgaben für jedes Spiegelbild. Kleinere oder größere Abweichungen auf dieser Messlatte sind deshalb heute die Kriterien, um glücklich oder unglücklich zu sein.

Die Dicken, denen all das egal ist, und die mit ihren überflüssigen Pfunden *wirklich* zufrieden leben, möchte ich noch kennen lernen. Dass es sich mit ihrer Zufriedenheit um pures Selbstbelügen handelt, wissen sie meist selbst.

Ich sehe doch täglich im Studio, wie sie den Blick in den großen Spiegel vermeiden.

Die Frage ist: Warum eigentlich?

Weil es für unseren Schönheitsverstand nun mal hässlich aussieht, was sich dort widerspiegelt.

Dicke Schwimmringe, hängende und wabbelige Oberarme, Schenkel die aneinander reiben und Cellulite, die tiefe Krater bildet, verdeckt von überdimensionalen Hosen und T-Shirts in Zirkuszelt-Größen, sind nun mal kein Schönheitsideal das angestrebt werden will. Da beißt die Maus keinen Faden ab.

Diese Massen sind aber bei Weitem nicht nur ein ästhetisches Problem, sondern viel mehr auch eine Gefahr für die Gesundheit. Leider wird dies in der Regel noch viel zu sehr unterschätzt.

Was mich nämlich immer und immer wieder im Arbeitsalltag entsetzt, ist die Tatsache, dass Menschen bei mir am Trainertisch sitzen und wirklich *krank* sind.

Auf dem Gesundheitsfragebogen wird der Teil mit den Beschwerden und Erkrankungen sehr genau ausgefüllt. Die Liste der einzunehmenden Medikamente gegen Bluthochdruck, Rückenbeschwerden und Gelenkschmerzen ist teilweise ellenlang. Sogar bei Teenagern sind Bandscheibenvorfälle schon die traurige Realität, Bluthochdruck und Diabetes keine Seltenheit mehr. Ganz im Gegenteil.

Frage ich dann diese, ich muss sie leider Patienten nennen, nach ihren Trainingszielen, dann höre ich aber nicht etwa: *Ich muss wegen meiner Gesundheit abnehmen,* sondern in den allermeisten Fällen: *„Meine Cellulite muss weg, mein Bierbauch sollte verschwinden, ich möchte aussehen wie JLo, einen Waschbrettbauch wie Brad Pitt haben…"*

Manchmal macht mich das traurig.

Aber die Wahrheit ist nun mal, dass die Ästhetik die allergrößte Rolle spielt, und niemand kann sich davon lossagen.

Schlank und rank, durchtrainiert, dynamisch und vor allem: „For ever young" müssen wir sein. Den Vorbildern auf den Titelseiten der

Hochglanzmagazine und den Stars von Film und Fernsehen eifern wir unermüdlich nach.

Apotheken und Pharmaindustrie, Nahrungsergänzungs- und „Wundermittel"-Firmen verdienen sich dabei goldene Nasen, ganz zu schweigen von den Schönheitschirurgen mit ihren Absaugmaschinen.

In meinem Bekanntenkreis gibt es einen Apotheker der ein schlechtes Gewissen hat, wenn er Pillen und Pülverchen verkauft, die in der Werbung als so genannte Fettschmelzer angepriesen werden. Er antwortet auch immer ehrlich auf die Fragen seiner Kundinnen und Kunden nach deren Wirksamkeit.

Sie haben schlichtweg keine!

Trotzdem macht er damit jede Menge Umsatz. Der Leidensdruck der Übergewichtigen ist so unglaublich groß, dass sie bereit sind, viel Geld für Blödsinnigkeiten auszugeben, die nicht einmal der Apotheker oder der Arzt empfehlen können.

Ich benutze nun eine, unser aller Schlankheitswahn betreffende, Gehirnwäsche als Motivationsgrundlage für dich und mein Buch, aber tatsächlich geht es mir auch um deine Gesundheit, und das meine ich ganz ehrlich.

Wir schlagen also zwei Fliegen mit einer Klappe: Du wirst schlank und dich dabei viel schöner fühlen, und ich freue mich, dass du ohne deinen unnötigen Ballast wesentlich gesünder bist und viel länger jung bleibst.

Rückenbeschwerden werden der Vergangenheit angehören und die Gefahr, an Diabetes oder Bluthochdruck zu erkranken, einen Herzinfarkt oder Gelenkschwierigkeiten zu bekommen, wird minimiert.

Das Leben ist zu kurz. Es kann doch nicht sein, dass du die meiste Zeit damit verbringst, mit dir und deiner Figur zu hadern. Ich werde es dir einfach machen, etwas daran zu ändern. Eine krumme Nase kann man nicht selbst begradigen, aber Fett kann man auch ohne absaugen loswerden. Deinen Körper kannst du formen, was für ein Geschenk!

Beim Surfen im Internet bin ich vor Kurzem auf einen klugen Satz gestoßen, den ich durch meine Erfahrungen und Erfolge mit Übergewichtigen aus vollem Herzen bestätigen kann. Er stand auf der Homepage eines Fitness-Studios in Hannover.

Ich möchte, dass du dir diesen Satz verinnerlichst und zu deinem eigenen Leitsatz machst.

Du wirst nicht glücklich, weil du schlank bist,

du wirst schlank, weil du glücklich bist!

Beginnen wir jetzt also mit der Umprogrammierung des Organismus - aber zuerst im Gehirn.

Kapitel 4

Was ist Fett eigentlich?

Du solltest dir vielleicht einmal vor Augen führen, was Fett *eigentlich* ist.

Wir kennen Fett als Öl, Butter, Margarine, Pommesfett, Hautcreme, Fett in den Haaren, an der Schweinshaxe und in der Buttercremetorte. Fett macht fett und Fett macht krank.

Okay, das ist das, was wir wissen.

Ich möchte das Fett nun umtaufen. Es soll für dich ab sofort seinen Schrecken verlieren. Ja, ich gehe sogar noch weiter. Ich mache daraus etwas Positives!

Wir betrachten Fett von nun an als das, was es in Wirklichkeit ist, nämlich: **ENERGIE!**

Die Evolution hat uns mit der Fähigkeit ausgestattet, Energie für Notzeiten in unseren Fettzellen zu speichern. Das ist das so genannte Speicherfett. Es ist unser Energievorrat, und es dient außerdem als Wärmedämmstoff.

Dann gibt es noch das Baufett. Das brauchen wir, damit uns die Augen nicht in die Höhlen fallen und wir benötigen es zur Auspolsterung unserer Organe.

Je mehr *Speicherfett* wir besitzen, umso überlebensfähiger sind wir – für die Evolution.

Mit den gefüllten Fettzellen können wir nämlich problemlos die nächste Nahrungskrise überleben. Ob uns diese Vorräte im Spiegelbild gefallen, spielt für die Evolution keine Rolle. Sie weiß nichts von Ästhetik und von unserem Schlankheitswahn.

Für die Evolution und unseren Körper ist Fett nichts anderes als gespeicherte *Überlebensversicherung*.

Es ist schlicht und ergreifend Energie. Purer Luxus also.

Was also soll nun schlecht daran sein?!

Fett rettete noch bis vor kurzem unsere Vorfahren vor dem Hungertod, bewahrte sie vor dem Erfrieren, diente dem Nachwuchs in den Bäuchen als Überlebensversicherung.

Was ist also schlecht am Fett? *Nichts!*

Fett *kann* also gar nichts Schlimmes sein.

Um Erfolg zu haben, *müssen* bei dir die negative Einstellung zu Fett und auch zur Nahrung restlos ausgemerzt werden.

Wenn du dünn werden willst, dann wird dir das viel schneller gelingen, wenn du schlechte Gefühle außen vor lässt! Sie haben hierbei nichts zu suchen, sie bremsen dich nur aus.

Schlechte Gefühle sind für deinen Organismus *immer* ein Notsignal. In diesem Fall wird er sich niemals von seinen wertvollen Reserven trennen.

Du hast nicht zuviel Fett. Fett ist ab jetzt ein Schimpfwort. Du hast tatsächlich zu viel Energie in deinen Zellen, das ist alles.

Ich werde dir im Laufe der Kapitel erklären, wie genau der Körper funktioniert, *warum* und *wann* er Energie überhaupt einlagert. Aber ich verrate dir auch, wie er sie auf Dauer wieder abgibt. Wenn du die Mechanismen verstehst, wirst du schlank.

Wir wissen zwar sehr viel, aber um Gewohnheiten wirklich dauerhaft ändern zu können, reicht einfaches Wissen nicht aus.

Wir müssen *verstehen, warum* wir etwas tun, und was daraus resultiert. Dann erst wird alles ganz einfach.

Deshalb *muss* ich dir vieles sehr ausführlich beschreiben. Glaub mir, es wird dir beim Abnehmen ungemein helfen. Du kannst mir vertrauen, ich erlebe das nun schon seit Jahren.

Einer der größten Irrtümer:

Übergewichtigen Menschen wird gerne nachgesagt, eine *zu positive* Einstellung zum Essen zu haben, deshalb seien sie ja schließlich so dick.

Die Wahrheit aber lautet: Genau das Gegenteil ist der Fall!

Ich weiß, dass die meisten fülligen Menschen beim Essen permanent ein schlechtes Gewissen haben. Sie spüren regelrecht, wie das Fleisch, die Nudeln und die Sahnetorten auf direktem Weg vom Teller in die Fettzellen verschwinden.

Stress ist die Folge. Dieser Stress aber verlangt nach noch mehr Nahrung, denn er löst gleichzeitig Frust aus.

Die meisten dicken Menschen aber sind Frustesser!

Ein Teufelskreis, aus dem ich dich herausführen möchte.

In Zukunft sollst du dir über Fett und Essen nie wieder Sorgen machen müssen. Iss lieber!

Kapitel 5
Warum essen wir eigentlich?

Essen ist Energie!

Essen ist aber auch Lust, Freizeitbeschäftigung, Trostpflaster, Belohnung, Frustbekämpfung, Bereicherung, Vergnügen…

Essen muss im Alltag für sehr viele Dinge herhalten, am wenigsten aber für die Hauptsache: Eben schlichte Energieaufnahme.

Warum eigentlich?

Dieser ursprüngliche Sinn der Nahrungsaufnahme ist uns völlig verloren gegangen.

Wir trösten uns mit Essen, belohnen uns, beschaffen uns damit angenehme Gefühle, bekämpfen Trauer, Stress und Frustrationen.

Soweit okay…, wäre da nicht gleichzeitig das schlechte Gewissen. Wir wissen schließlich, dass dieser Genuss eine sehr unangenehme Begleiterscheinung hat, nämlich die Figur zu ruinieren. Von den guten Gefühlen bleibt also unterm Strich nicht viel übrig. Der ängstliche Blick am Morgen auf die Waage spricht Bände. Essen wird zum *Angstthema.*

Gleichzeitig aber *verlangt* und *braucht* der Körper Nahrung. Wie jeder Motor läuft auch er nur mit Hilfe von Antriebsstoffen.

Essen ist nun mal überlebenswichtig - was für ein Dilemma!

Die Natur, also die Evolution, hat *alle* überlebenswichtigen Dinge mit *positiven* Gefühlen ausgestattet.

Wäre Essen etwas Ekelhaftes, Lästiges, Schmerzhaftes und Unangenehmes, dann wäre die Menschheit schon lange verhungert.

Nahrungsaufnahme ist einer unserer elementarsten Triebe. Wir sind genetisch darauf programmiert. Die Natur lässt uns essen nur aus einem Grund als etwas sehr Angenehmes empfinden - *damit wir es auch tun.*

Essen ist wichtig und bereitet uns Lust und Vergnügen.

In der Gemeinschaft essen schafft und festigt Bindungen.

Essen ist ein Trieb!

Kapitel 6
Die Macht der Triebe

Ein noch mächtigerer Trieb, mit dem uns die Natur ausgestattet hat, ist der Sexualtrieb. Für die Evolution hat die Fortpflanzung die allerhöchste Priorität. Die Erhaltung der Art ist ihr eigentlicher Auftrag.

Aus diesem Grund ist auch die Liebe bei uns Menschen das stärkste und intensivste Gefühl, das wir empfinden können.

Stell dir vor, es wäre nicht so, die Menschen hätten keinen Spaß am Sex. Wir wären schon lange von dieser Welt verschwunden. Viele Dramen spielen sich tagtäglich aufgrund dieses Triebes ab. Damit meine ich nicht nur die Vergewaltigungen, Missbräuche und Eifersuchtsdramen, sondern die kleineren Dramen in Ehen und Beziehungen. Dieses Thema aber ist der Füllstoff für mein zweites Buch, und wenn es dich interessiert, wirst du am Ende dieses Buches eine Information darüber finden.

Essen ist ein Trieb - Sex ist ein Trieb, und viele andere scheinbare Alltäglichkeiten sind es auch.

Triebe sind unglaublich stark, sie sind *Programmierungen der Evolution.*

Hätten wir sie nicht, gäbe es uns nicht mehr.

Wir dürfen unsere Triebe auf keinen Fall unterschätzen. Sie führen und leiten uns tagtäglich, unbemerkt und im Unterbewusstsein. Viele Bücher werden inzwischen über sie geschrieben, die uns unter anderem auch das zwischenmenschliche Verhalten besser verstehen lassen. Und das ist gut so.

Wenn man sich mit den Trieben beschäftigt, und das tue ich schon mein halbes Leben lang, dann beginnt man die Wurzeln und Zusammenhänge zu verstehen, und genau das ist auch für dich und dein Abnehmen unglaublich wichtig!

So viele Alltäglichkeiten in unserem Leben werden also von genauso vielen Trieben gesteuert. Du findest, ich übertreibe?

Hier ein paar Beispiele:

Warum empfinden wir eigentlich den Blick auf Wasser als so angenehm?

Weil es schön aussieht? Andere Dinge sehen auch schön aus, aber der Blick auf einen spiegelglatten See ist doch unvergleichlich, oder?

*Wasser bedeutet für die Natur überleben. Deshalb löst sein Anblick in uns **angenehme** Gefühle aus. Alle menschlichen Siedlungen entstanden einst an Flüssen und Seen, zumindest als es noch keine Wasserleitungen gab.*

Warum sitzen wir so gerne am offenen Feuer?

Aus demselben Grund. Auch Wärme ist überlebenswichtig und bedeutet Sicherheit. Wer es sich leisten kann, plant trotz des Zeitalters der Zentralheizung gerne einen offenen Kamin im Wohnzimmer ein.

Warum bauen Kinder so gerne Höhlen und Baumhäuser?

Ein Ur-Überlebenstrieb. Wie schon in einem Werbespot ganz richtig behauptet wird: Ein Haus zu bauen liegt in der Natur des Menschen - Miete zahlen nicht.

Warum spielen Kids so gern Verstecken?

In der Höhlen- und Steppenzeit war dies die einzige Möglichkeit sich vor Feinden zu retten. Heute überleben Kinder auch so, trotzdem „üben" sie es immer noch.

Warum laufen manche Menschen freiwillig einen Marathon und fühlen sich dabei wunderbar?

Weil Laufen eben auch ein Urtrieb ist und der Körper dabei angenehme Gefühle entwickelt, genau wie beim Essen.

Wir unterschätzen oft die Evolution vollkommen. Sie ist viel mächtiger als wir uns eingestehen wollen.

Für die Evolution leben wir noch in einer ganz anderen Welt. Diese Welt ist voll von Gefahren, Entbehrungen, Notsituationen und Überlebenskämpfen.

Um diese gefährlichen Lebenssituationen so gut wie möglich bewältigen zu können, wurden wir von ihr mit einer Reihe von Sicherheitsmechanismen ausgestattet.

Das passierte nicht von heute auf morgen, sondern entwickelte sich über Hunderttausende von Jahren. Daran gemessen ist die kurze Zeit des Wohlstands, in der wir jetzt leben, nur ein kleines Augenblinzeln.

Aber die Sicherheitsmechanismen greifen noch immer!

Für die Evolution müssen wir weiterhin jeden Tag aufs Neue ums Überleben kämpfen. Für sie lauert hinter jeder Ecke ein Feind, das Nahrungsangebot ist immer knapp und Entbehrungen sind Normalität.

Unterschiedliche Triebe sichern das Fortbestehen jeder Spezies, auch die des Menschen.

Der Nahrungstrieb hilft uns beim Überleben.

Mit unserer Intelligenz würden wir auch ohne ihn essen, weil uns klar ist, dass wir sonst elendig verhungern würden. Trotzdem verursacht Essen bis heute sehr angenehme Gefühle, das kannst du sicherlich bestätigen.

Bei einem Säugling allerdings löst Hunger starkes Unwohlsein aus, deshalb schreit er. Schreien ist für ein Baby die einzige Möglichkeit, sich bemerkbar zu machen. Wenn es gelernt hat, sich auf eine andere Weise zu artikulieren, wird es diese von der Natur programmierte Art Aufmerksamkeit zu erregen, nicht mehr nutzen.

Kein Trieb aber sollte dein Leben bestimmen, erst recht nicht, wenn er dich auf lange Sicht dick und somit unglücklich macht.

Wenn du *zu gerne* isst, wenn sich deine Gedanken viel zu oft um Essen drehen, dann läuft einiges schief mit deiner Programmierung.

Du lässt dich nicht nur von ihr beeinflussen und steuern, *du lässt dich vielmehr von deinem Trieb regieren.*

Dieser, von der Evolution programmierte Überlebensmechanismus, ist *zu* mächtig geworden, und er bestimmt deinen Alltag.

Dass Nahrungsaufnahme von der Natur mit angenehmen Gefühlen ausgestattet wurde, ist für dich ein Dilemma. Aber nur bis heute, denn du solltest wissen:

Essen macht nicht dick - nicht essen macht dick!

Zuerst einmal, essen macht wirklich nicht dick, es sei denn, wir essen falsch. Damit meine ich nicht, dass die falschen Dinge gegessen werden, sondern zu einem *falschen Zeitpunkt* und in den falschen Mengen, und vor allem mit den falschen Gefühlen.

Wenn man weiß, wie die Programmierungen im Körper funktionieren, welcher Mechanismus wann und warum Nahrung in den Fettzellen abspeichert, wieso der eine Mensch mehr und der andere weniger essen kann, erst dann versteht man, *warum* es dicke und dünne Menschen gibt.

Die genetischen Voraussetzungen sind dabei nicht der ausschlaggebende Punkt.

Ist die Mami dick und der Papa richtig fett, dann heißt das noch lange nicht, dass du das Fett erbst und dazu verdonnert bist, ein Leben lang übergewichtig zu sein. Man nimmt als Kind zwar automatisch das falsche *Essverhalten* an, es wird anerzogen bzw. geprägt, aber dies darf ab heute keine Ausrede mehr sein!

Die *Menge* deiner Fettzellen ist tatsächlich genetisch festgelegt. Aber ob du sie füllst oder leer lässt, und ob sie sich vermehren oder nicht, bleibt von nun an dir allein überlassen.

Essen ist dir lieb und teuer. Du hast Angst, darauf verzichten zu müssen? Du denkst, viele Entbehrungen werden der hohe Preis fürs

Abnehmen sein?

Ich verspreche dir, dass du auf nichts verzichten wirst.

Entbehrung erzeugt im Gehirn Widerstand und Gier. Das kann man eine Weile unterdrücken, aber nicht auf Dauer.

Trennkost z. B. ist wirklich eine feine Sache und sie funktioniert, weil man sich mit dieser Philosophie biochemische Vorgänge im Körper zu nutze macht, die das Fetteinlagern verhindern. Aber kann oder will man auf Dauer mit Trennkost leben?

Ich behaupte nein, ich kenne jedenfalls niemanden, der es konsequent tut.

Eine Diät bedeutet immer Verzicht. Du darfst nur bestimmte Dinge essen, sollst andere auf jeden Fall weglassen, musst beim Bäcker blind werden und hast nun das Gefühl Mangel zu erleiden.

Der Jojo-Effekt ist nichts anderes als die *Reaktion* auf eine Mangelsituation. Der Körper wurde jetzt von dir auf verschärftes Horten programmiert, um beim nächsten Hungern noch besser gerüstet zu sein.

Kartoffeldiät, Fasten, eklige Kohlsuppendiät, Brigittedingsbums und wie sie alle heißen, diese Abnehm-Möglichkeiten für nur ein paar Tage, vielleicht wenige Wochen. Dann ist es vorbei damit. Viel schlimmer ist das Danach.

Isst man nämlich wieder normal, oder im günstigsten Fall sogar weniger als vorher, ist trotzdem der berüchtigte Jojo-Effekt da, und der kommt so sicher wie die gerade verlorenen Pfunde, die Gier nach allem Entbehrten und das Amen in der Kirche.

Wenn du endgültig schlank werden und auch bleiben willst, dann lass ab sofort die Finger von Diäten und anderen Abspeckmethoden. Sie programmieren deinen Organismus in die *falsche Richtung* und du bleibst dick. Die Industrie profitiert davon.

Verzicht löst Gier aus und ist somit der sichere Tod der Dauerhaftigkeit. Wenn du das Gefühl hast zu verzichten, dann kannst du keinen dauerhaften Erfolg haben.

Gier nach Entbehrtem wird dich vielmehr dauerhaft dick machen.

Ich aber möchte, dass du deine Kilos für immer und ewig verlierst, und nicht nur für kurze Zeit. Ich möchte, dass du deine Ziele erreichst und ich möchte sogar, dass du auch noch Spaß dabei hast. Ich möchte, dass du deinen Körper kennen lernst, dass du weißt, wie er funktioniert.

Du musst ihn unbedingt als das betrachten was er ist, nämlich ein Wunderwerk der Natur - und dein bester Freund, auch wenn er dir im Moment im Spiegel nicht gefällt.

Ich möchte, dass du lernst, *warum* er etwas tut und wie du ihn dann mit deinem Wissen steuern kannst.

Ich möchte nicht, dass du weiterhin auch nur einen einzigen Cent für Blödsinnigkeiten ausgibst!

Also, lass die Finger von Diäten, denn:

Essen macht nicht dick, **Nichtessen macht dick!**

Kapitel 7
Sklaven des Körpers?

Die meisten Teilnehmer meiner Gruppen sind der festen Überzeugung, der Sklave ihres Körpers zu sein. Das Übergewicht sei schon von Geburt an vorprogrammiert gewesen, und die Fettzellen funktionierten deshalb wie Staubsauger, die das Essen schon beim Anschauen in sich hinein ziehen.

Der Einfluss darauf sei gleich Null, der Körper mache sowieso was *er* wolle.

Aber genau umgekehrt wird ein Schuh draus!

Der Körper **re**agiert immer nur.

Er ist so konstruiert, dass er sich immer den *äußeren* Einflüssen anpasst. Jeder Aktion folgt eine **Re**aktion, und dies ist nicht nur ein Gesetz der Physik.

Der Körper ist ein Freund, und zwar der Beste, den wir haben. Es ist wichtig, dass du ihn ab heute auch so siehst!

Unermüdlich ist er damit beschäftigt, sich anzupassen. Er versucht uns das Leben so leicht wie möglich zu gestalten, und reagiert deshalb auf äußere Gegebenheiten.

Und der Körper reagiert sehr schnell.

Dies kann man an ganz einleuchtenden Beispielen sehen:

Hornhaut entsteht nur dort, wo der Körper einer *außergewöhnlichen* Belastung ausgesetzt ist. Auch Muskeln wachsen im Eiltempo, wenn man beginnt sie zu belasten, jeder Bodybuilder profitiert davon.

Tatsächlich ist der Körper also dein Sklave!

Er wird immer alles daran setzen, dir deinen Alltag zu erleichtern.

Musst du körperlich arbeiten, wird er die entsprechenden Muskeln dafür entwickeln. Spielst du Gitarre, verstärkt er deine Fingerkuppen mit Hornhaut, gräbst du deinen Garten um, bekommst du Hornhaut an den Händen. Legst du dich in die Sonne, wird deine Haut in kurzer Zeit braun werden, damit sie nicht verbrennt.

Fastest du, wird er dir bei der nächsten Gelegenheit Vorräte einlagern - damit du nicht verhungerst.

Dein Körper wurde im Laufe der Zeit von der Evolution mit dieser notwendigen Fähigkeit ausgestattet, um besser überleben zu können.

Die Evolution reagiert nur sehr langsam:

Ein Farbiger ist dunkelhäutig, weil er in einem heißen Land geboren wurde. Die dunkle Farbe schützt ihn vor der Sonne.

Faszinierend ist die Sparsamkeit der Evolution. Dort wo die Sonne seine Haut nicht erreicht, ist er von Geburt an weiß wie ein Europäer, nämlich an den Fußsohlen und in den Innenflächen der Hände.

Ändern sich die äußeren Bedingungen, dann ändert zwar auch die Evolution ihre Schutzmechanismen, aber das dauert unheimlich lange. Sie rechnet in ganz anderen Zeiteinheiten als der Organismus.

Wäre die Evolution genauso schnell wie der Organismus, dann wären die Nachkommen der verschleppten Sklaven in Amerika schon alle weiß, denn den massiven Sonnenschutz brauchen sie ja eigentlich nicht mehr.

Aber die Evolution ist sehr clever. Sie wartet erst einmal in Ruhe ab was die nächsten Jahrtausende passiert, und ändert erst dann langsam ihr Konzept.

Irgendwann werden deshalb die Australier, die zum Grossteil ursprünglich aus England kommen, ganz bestimmt dunkelhäutig sein wie die Ureinwohner dieses Kontinents. Bis es aber so weit ist, wird die hohe Hautkrebsrate bleiben.

Genauer überlegt ist es ein Segen, dass die Evolution so träge ist, sonst hätte sie unsere Hintern schon längst wie Schreibtischstühle geformt, der rechte Fuß wäre platt, damit er besser aufs Gaspedal passt, und die Fingerkuppen dünn wie Bleistiftminen, damit wir bequemer mit der Fernbedienung zappen können.

Kapitel 8
Der Organismus reagiert schnell, die Evolution langsam.

Was hat das jetzt mit dir zu tun?

ALLES!

Diese Zusammenhänge sind mit die Wichtigsten, die es zu *verstehen* gilt. Irgendwie gewusst hast du sie vielleicht schon immer!

Wir unterscheiden also zwischen der sehr träge reagierenden Evolution und dem viel schneller reagierenden Organismus.

Sie unterliegen beide den selben Gesetzmäßigkeiten:

Sie passen sich

a) den äußeren Veränderungen an

und stellen dafür

b) dieselbe Bedingung:

Absolute Regelmäßigkeit.

Kapitel 9
Die Umkehrreaktion

Die Evolution wird deshalb die Schwarzen auch nur heller machen, wenn sie viele tausend Jahre in Amerika bleiben, und die Engländer werden dunkelhäutig, wenn sie über unzählige Generationen Australier bleiben.

Fettzellen werden von ihr nur dann weg entwickelt, wenn die nächsten hunderttausend Jahre keine Hungersnot mehr ausbricht und das Nahrungsangebot so gut bleibt wie es ist. Wenn es somit nicht mehr nötig sein wird, körpereigene Notzeiten-Speicher zu besitzen.

Denn, wie gesagt, das Fortbestehen der Spezies ist der Natur wichtigster Auftrag - und den erledigt sie mit Bravur.

Ob dir die Fettpolster im Spiegelbild gefallen oder nicht, spielt dabei keine Rolle, wie gesagt.

Unser Organismus aber rüstet viel schneller ab!

Hornhaut und Muskulatur verschwinden recht schnell wieder, wenn sie nicht mehr benötigt werden. Als Gitarrespieler kann ich das bestätigen. Übe ich eine Weile nicht, dann tun mir dir Fingerspitzen von den harten Saiten wieder weh.

Wer schon einmal einen gebrochenen Arm in Gips hatte, weiß wie rasant der Körper auch Muskulatur abbaut, die er nicht mehr (ge)-braucht. Auch die Urlaubsbräune hält nicht so lange vor, wie wir es gerne hätten, wenn zu Hause die Sonne wieder fehlt.

Und das Fett in den Fettzellen?

Was hält dich jetzt noch davon ab, diese Tatsachen für *dich* zu nutzen?

Du weißt nun, dass Regelmäßigkeit und Kontinuität für die *Umkehrung einer Reaktion* das Allerwichtigste ist.

Bei der Evolution hätte das Vorhaben keinen Wert, denn du müsstest viel zu lange warten.

Aber dein Organismus ist doch wesentlich schneller! Ihn können wir in kürzester Zeit umprogrammieren, und genau das werden wir tun.

Ich werde dir erklären, wie es geht.

Es liegt dann in deiner Hand ihn dazu zu bringen, keine Energie mehr einzulagern, sondern sogar *den Überschuss abzugeben*.

Du musst nur wissen wie, und es dann auch *regelmäßig* tun.

Und du musst unbedingt zuerst das Essen als das betrachten was es ist:

Essen ist Energieaufnahme und Überleben mit Vergnügen.

(und Fett ist Energie)

Niemand wird dir dieses Vergnügen nehmen. Du kannst essen was du möchtest. Du musst nur anfangen, es clever zu tun!

Alle Teilnehmer meiner Gruppen nehmen ab, weil sie erkennen, *warum sie zunehmen*, und sie nehmen immer weiter ab, auch wenn meine Begleitung nach drei Monaten endet.

Bis dahin hat nämlich jeder verstanden, *wie* er seinen Körper beeinflussen und die Mechanismen seines Organismus umkehren kann.

Ich wurde viele Male gefragt, warum diese Erkenntnisse nicht populärer sind. Ganz einfach: Damit lässt sich kein Geld verdienen, nicht auf Dauer.

Wenn du alles verstanden hast, wirst du nämlich für immer schlank bleiben.

Kapitel 10
Dein ganz persönlicher Ernährungsverhaltenstyp-Test

Welcher Typ bist du?

Kreuze bitte an:

Bist du der:

Ich frühstücke heute nichts und versuche den ganzen Tag mit so wenig wie möglich Essen auszukommen-Typ?

Oder der:

Ich esse heute ab 18 Uhr nichts mehr, denn das soll ja richtig gut sein-Typ?

Oder der:

Ich zähle heute Kalorien und versuche unter einer bestimmten Anzahl zu bleiben -Typ?

Oder der:

Ich nehme im Frühjahr ab, nach Weihnachten, vor Weihnachten, nach dem Urlaub, vor dem Urlaub, nach Omis 80. Geburtstag, nach Tims Kommunion-Typ?

Oder der:

Morgen schlage ich zu und dann bremse ich mich die nächsten Tage wieder-Typ?

Oder der:

Ich weiß gar nicht warum ich so dick bin, ich esse doch gar nichts-Typ?

Oder der:

Es ist mir völlig wurst dass ich Übergewicht habe, das Leben ist zu kurz um ständig Kalorien zu zählen-Typ?

Oder der:

Ich wäre so gerne schlank, aber ich möchte und kann auf nichts verzichten-Typ?

Hast du dich hier irgendwo wieder gefunden?

Auf der nächsten Seite wirst du die für jeden Typ ultimative Lösung zum Abnehmen finden.

Lösung:

Völlig egal zu welchen dieser Typen du dich zählst, du machst einen entscheidenden Fehler. Denselben den sie alle machen.

Du denkst zu viel darüber nach!

Wenn du schon morgens an Essen denkst, vor allem mit dem Hintergrund was du besser _nicht essen_ solltest, dann werden dich diese negativen Gedanken den ganzen Tag über begleiten. Sie werden mit Stress, Frust und Gier verbunden sein.

Du kannst dir noch so viel vornehmen, irgendwann wirfst du deine guten Vorsätze doch über Bord. Und dann wirst du dich schwach und inkonsequent fühlen, wirst dich vielleicht dafür verachten und befindest dich im schönsten Teufelskreis zum dick bleiben. Denn:

Negativer Stress lagert Fett ein!

Kapitel 11
Negativer Stress lagert Fett ein?!

JA!

Wie schon erwähnt, arbeitet die Natur sehr clever und immer situationsangepasst. Negative Gefühle sind für sie ein sicheres Alarmzeichen.

Unsere evolutionäre Programmierung kann dabei nicht unterscheiden, ob der Auslöser dafür der Angriff eines Säbelzahntigers, eine schlechte Ernte oder Schädlingsplage, die erfolglose Jagd ist oder eben nur depressive Verstimmungen sind.

Für sie ist „nur" eine Notzeit ausgebrochen.

Dies bedeutet jetzt für den sehr schnell **re**agierenden Organismus: *Unbedingtes* Vorbeugen. Es könnte ja schließlich *noch schlimme*r kommen.

Das Letzte was er jetzt machen wird, ist sich von seinen eisern gehorteten Energiereserven zu trennen.

Fett ist, wie wir inzwischen gelernt haben, Energie und purer Luxus und sichert dir das Überleben in schlechten Zeiten.

Dass wir inzwischen Supermärkte, immer volle Kühlschränke und Gewächshäuser haben, die Jagd beim Metzger stattfindet und Hunger in Deutschland größtenteils nur in der Kriegs- und Nachkriegserinnerungen unserer Großeltern existiert (oder „Brigitte-Diät" heißt), wird für die Evolution noch lange keine Rolle spielen.

Depressive Menschen sind meist dick.

Dicke Menschen sind oft depressiv.

Den lustigen Dicken gibt es nicht wirklich. Ganz im Gegenteil. Wie der traurige Clown im Zirkus spielt er eine Rolle in der Manege des Lebens. Ich habe so viel überdrehte und offensiv fröhliche Menschen kennen gelernt, die in Wirklichkeit alle Augenblicke in tiefe Löcher fallen, wenn sie alleine sind.

Diese Traurigkeit aber veranlasst den Körper, seine Energien zu horten. Er mag sie nicht mehr hergeben und versucht dich damit nur zu schützen, und für die Zukunft vorzusorgen.

Im Klartext bedeutet das für dich ab heute:

Mach dir nie wieder negativen Stress beim Essen!

Wenn du isst, wenn du deinem Organismus Energie gibst, dann tu es ab heute bitte immer mit gutem Gewissen, denn schließlich begehst du kein Verbrechen.

Negative Gedanken haben hierbei nichts zu suchen, das musst du unbedingt lernen!

Essen macht nicht dick und darf niemals der Auslöser für schlechte Gefühle sein! Du gibst deinem Körper Brennstoff für seinen Motor, etwas Positives also.

Wenn du bei jedem Bissen ein schlechtes Gewissen hast, dann wird diese Energie zwangsweise von deinem Organismus gespeichert.

Frauen in den Wechseljahren werden oft dick. Sie schieben das auf ihren veränderten Stoffwechsel. Aber schuld daran sind meist die durch die Hormonumstellung verursachten Depressionen. Der Körper fühlt sich durch die ständige Traurigkeit in eine Notsituation katapultiert. Hinzu kommt noch, wie bei den meisten depressiven Menschen, das oft starke Verlangen nach Süßem.

In der Not aber wird der Organismus immer Energie speichern und damit haushalten.

Er gibt so wenig wie möglich wieder ab.

Essen macht nicht dick.

Essen macht nur dick, wenn du alles falsch machst.

Wusstest du, dass bis vor wenigen hundert Jahren die meisten Frauen starben, bevor sie die Wechseljahre erreichten? Bis sie allerdings das Zeitliche segneten, bekamen sie jedes Jahr ein Kind, auf Vorrat sozusagen. Viele der Säuglinge starben damals an Krankheiten, über die wir uns heute keine Gedanken mehr machen.

Die Wechseljahre waren von der Evolution überhaupt nicht vorgesehen. Wenn wir nicht mehr gebärfähig waren, und somit nicht weiter zur Arterhaltung beitragen konnten, hatten wir gefälligst abzutreten.

Dass wir Frauen heute eine Lebenserwartung von über 80 Jahren haben und nicht mit 38, wie vorgesehen sterben, verdanken wir unserer Ernährung, der Medizin und dem Fortschritt.

Zugegeben, das klingt schon etwas krass, aber es ist tatsächlich so.

Iss mit guten Gefühlen und lass nie wieder zu, dass Essen dir schlechte Gefühle bereitet.

Dein Organismus hortet sonst Energie die er normalerweise verbrauchen würde. Wenn du ständig übers Essen nachdenkst, *dann machst du es auch viel zu wichtig!*

Essen aber ist Überleben mit Vergnügen, nicht mehr und nicht weniger!

Freu dich über eine leckere Mahlzeit und mach dir keine Sorgen mehr. Iss was dir schmeckt und hör um Gottes Willen damit auf, die Kalorien auf deinem Teller zu zählen.

Wenn du alles beachtest was ich dir erzähle, dann wirst du schlank werden und es auch bleiben.

Bei Liebeskummer nehmen die meisten Menschen ab. Das würde jetzt der These widersprechen, dass negative Gefühle Fett einlagern. Liebeskummer ist schließlich eines der schlimmsten Gefühle, die wir empfinden können. Ähnlich grausam wie der Tod eines nahe stehenden Menschen.

Aber: Frauen und Männer, die an massivem Liebeskummer leiden, stellen das Essen meist vollständig ein.

Der Körper ist jetzt natürlich dazu gezwungen, seine Reserven anzugreifen. Gleichzeitig aber sorgt er vor und wird, wenn wieder normal gegessen wird, umso mehr Energie horten, damit er für das nächste Mal besser gerüstet ist.

Wenn man durch Hungern in einem relativ kurzen Zeitraum abnimmt, vielleicht gerade durch Liebeskummer und Trauer, verbrennt der Körper nicht nur sein Fett, sondern auch seine Muskulatur. Das Muskeleiweiß wird als Energielieferant herangezogen, und zwar zu fünfzig Prozent. Jetzt sinkt der Grundumsatz (Kalorienverbrauch im Ruhezustand) rapide.

Vorhandene Muskeln verbrauchen sehr viel Energie um am Leben gehalten zu werden. Wenn sie verschwinden, dann benötigt der Körper entsprechend weniger davon. Beginnt man nun wieder normal zu essen, nimmt man rasant zu.

Von Liebeskummer ist noch niemand dauerhaft schlank geblieben.

Kapitel 12
Essen macht schlank

„Ich esse doch so wenig, und trotzdem nehme ich nicht ab, im Gegenteil. Ich brauche ein Stück Kuchen nur anzuschauen und schon habe ich ein Pfund mehr auf der Waage".

Diese Aussage höre ich sehr oft, und sie ist manchmal mit Vorsicht zu genießen - aber meistens stimmt sie tatsächlich.

Wenn ich früher so etwas zu hören bekam, dann bat ich die Leute, vierzehn Tage lang jeden Bissen aufzuschreiben und jedes Getränk, das sie zu sich nahmen.

Alles was in den nächsten zwei Wochen unter der Nase hineingeschoben wurde, und sei es nur ein Kaugummi, musste mit Uhrzeiten und vor allem ehrlich festgehalten werden.

Manchmal bekam ich diese Berichte niemals zu sehen.

Ich gehe davon aus, dass die Frauen und Männer erst mit dem Stift in der Hand bemerkten, was sie eigentlich essen, und vor allem wie viel.

Sehr oft aber wurden mir lückenlose Berichte vorgelegt, und die Ergebnisse erwiesen sich als Bestätigung meiner Theorie.

Heute weiß ich, wie viel von den Dicken in meinen Gruppen sitzen, die sich regelrecht fett gehungert haben.

Was sie tagsüber essen, würde oft nicht einmal einem Spatz zum Überleben reichen.

Vor allem die Zeiten, zu denen gegessen wird, und noch viel schlimmer, nicht gegessen wird, sind meist der Grund des Übergewichtes.

Ein Beispiel (etwas untertrieben), zusammengefasst von ganz vielen:

Tag 1 (Montag)

Spar-Tag: Im Büro das Frühstückscroissant, in der Mittagspause nur Salat damit die Kalorien fürs Abendessen eingespart werden. Nachmittags mit Heißhunger das Stückchen Geburtstagtorte vom Kollegen, und abends Steak und Pommes zu Hause. Die Gedanken sind dabei schon beim allmorgendlichen Wiegeritual und werden unterschwellig von der Angst beherrscht, dort garantiert das Stückchen Torte wieder zu finden.

Tag 2 (Dienstag)

Egal-Tag: Das morgendliche Croissant fällt aus, denn die Torte wurde tatsächlich auf der Waage gefunden - und weil nachmittags schon *wieder* jemand Geburtstag feiert. Das Mittagessen besteht nur aus bekanntem Salat und der Nachmittagskuchen wird deshalb mit Appetit verschlungen. Tolles Abendessen beim Italiener und die Gedanken ängstlich beim Zeiger der Waage.

Tag 3 (Mittwoch)

Obst-Tag: ... ist zumindest geplant, in der Hoffnung, dass heute vielleicht niemand Geburtstag hat.

Im Büro also die Banane, mittags zwei Äpfel und nachmittags das Käsebrötchen und zwei Glas Sekt. Heute kein Geburtstag, aber dafür der Einstand der neuen Kollegin.

Obsttag im Eimer und das Abendessen fällt deshalb komplett aus.

Tag 4 (Donnerstag)

Der Scheißegal-Tag: Im Büro zwei Butterbrezeln, in der Kantine der Schweinsbraten, nachmittags *zwei* Stück Geburtstagskuchen und abends das schlechte Gewissen und Spaghetti mit Hackfleischsoße.

Tag 5 (Freitag)

Frust-Tag: Bis mittags nichts, in der Kantine einen Naturjoghurt, tatsächlich kein Umtrunk am Nachmittag, dafür die Geburtstagsfeier des besten Freundes und das noch bessere Büffet am Abend.

Tag 6 + 7 (Wochenende)

Lust-Tage: Sektfrühstück mit allem was dazu gehört, deshalb mittags nichts und abends die Leib- und Lieblingsspeise im Überfluss, denn morgen ist ja wieder...

Tag 1 (Montag)

Spar-Tag:...

F A L S C H !!!!

Und zwar **wie und wann** gegessen wurde, und es wurde tatsächlich **zu wenig** gegessen!

Was gegessen wurde ist dabei nicht einmal wichtig.

Der Mensch ist ein „Allesfresser".

Wenn man sich andere Länder anschaut und deren Speisepläne, dann stülpt es uns Europäern schon mal den Magen um. Klar ekeln wir uns vor den Eßgewohnheiten der Asiaten, die Hunde essen, und der Afrikaner, die Insekten und deren Maden vertilgen. Andererseits ekeln sich die Chinesen genauso vor unseren Nahrungsvorlieben, weil wir ein „Milchtrinker-Volk" sind und vermutlich allesamt nach Milchsäure stinken. Chinesen können absolut nicht begreifen, wie man das Sekret eines Säugetiereuters trinken kann, das eigentlich die Babys dieser Tiere ernähren soll. Zu ihrem Entsetzen lassen wir das weiße Zeug auch noch verfaulen, warten bis es stinkt und essen es mit oder ohne Brot - und nennen es Käse.

Was ich damit sagen will: Wir können mit unserem Kau- und Verdauungssystem ziemlich viel verzehren, und der Körper wandelt es dann in Energie um - nur die Geschmäcker sind eben verschieden.

Speichern wirst du die Energie nur, wenn du die Fettvermeidungs-Gesetze missachtest.

*Was du isst, interessiert mich nicht. Mich interessiert **wann und wie** du es isst.*

Beim Durchsehen dieser „Fressberichte" fiel mir eines sofort auf: Die wenigsten Dicken frühstückten.

Der Tag beginnt beispielsweise um halb sieben, und im Büro wird zum ersten Mal um neun Uhr gegessen. Das ist die Regel.

Die erste Frage, die ich deshalb in meinen Seminaren immer stelle, lautet: *Wer von euch frühstückt eigentlich?*

Von 20 Personen heben nun allerhöchstens vier oder fünf der Anwesenden die Hand. Dann frage ich jeden Einzelnen der Frühstücker, um wie viel Uhr er aufsteht und wie viel Zeit dann bis zum Frühstück vergeht.

Am Ende stellt sich heraus - *nicht einer frühstückt wirklich...*

In den meisten Fällen gehen nämlich mindestens eine oder zwei Stunden bis zum ersten Bissen ins Land. Und das ist nun wirklich kein Frühstück mehr. Nicht für den Organismus und den Stoffwechsel, *und ab heute nicht für uns.* Denn es ist verheerend!

Die Reaktion des Körpers darauf darf niemals unterschätzt werden!

Warum?

Man weiß, dass der Stoffwechsel eines Menschen morgens automatisch herunter schaltet, wenn er keine Nahrung, also Energie bekommt.

Das ist ein Schutzmechanismus der Evolution und eine **Reaktion**
des Organismus.

Wir müssen uns das wie bei einem Motor vorstellen:

Unser Stoffwechsel reagiert wie ein Motor.

Kapitel 13
Der reagierende Motor

(Geschrieben für meinen geliebten Michael)

Nehmen wir einmal an, unser Körper wäre *wirklich* ein Motor.

Die Entwicklung dieser Maschine dauerte viele hunderttausend Jahre und die Erfinder haben im Laufe der Zeit immer wieder Verbesserungen vorgenommen. Sie haben ihn ständig den Gegebenheiten angepasst und laufend optimiert.

Der Motor erhielt eine Karosserie und ging in vielen Modellen und Farben in Serie.

Damit der Motor laufen kann und auf Umdrehungen kommt, braucht er natürlich Energie: Benzin.

Da Sprit in all den Jahren aber immer mal wieder sehr knapp wurde, es tage- oder sogar wochen- und monatelang sehr wenig davon gab, haben sich die Tüftler etwas sehr Cleveres ausgedacht.

In seine Karosserie bauten sie Reservetanks ein. Bei Bedarf wurden die Tanks automatisch gefüllt und sie hatten zudem die unglaubliche Fähigkeit, sich selbstständig zu vermehren, wenn sie voll waren.

Brachen wieder einmal schlechte Zeiten an und die Uhren waren auf Mangel gestellt, dann wurde jeder Tropfen eisern gehortet, der zu bekommen war.

Der laufende Verbrauch wurde zudem drastisch gedrosselt.

Dass dies dringend notwendig war, bemerkte der **re**agierende Motor, wenn es schon morgens keine Tankfüllung gab. Sofort standen alle Zeichen auf Alarm und er **re**agierte unverzüglich mit der Umprogrammierung auf Halbgas.

Bekam er dann den Tag über „unerwartet" doch noch eine Füllung, so wurde sie *sofort* in die Reserve geschleust. Sparen hatte jetzt allerhöchste Priorität.

Wenn die Zeiten gut waren, das Benzin billig und im Überfluss vorhanden, und wenn der Tank schon morgens gefüllt wurde, dann waren Einlagern und Sparen nicht nötig. Der Motor lief und schnurrte den ganzen Tag, verbrauchte gleichmäßig und großzügig seinen Brennstoff und blieb ständig auf Umdrehungen.

Mit unserem Organismus verhält es sich genau so! Deshalb:

Paragraph 1:
Wer nicht frühstückt zwingt seinen Körper buchstäblich dazu, dick zu werden!

„Ich kann morgens nichts essen. Das habe ich die letzten zehn Jahre nicht getan!"

„Ich bekomme nichts hinunter oder ich muss mich übergeben!"

„Ich habe morgens keine Zeit zum frühstücken!"

Diese Argumente habe ich schon hundertfach gehört. Meine Antwort an meine Dickies:

Dann habt ihr keine Chance!!

Wer seinem Organismus einen Energiemangel vorgaukelt, zwingt ihn zu einer schnellen ***Einspar-Re***aktion und kann jetzt nicht gleichzeitig von ihm verlangen, dass er seine Reserven abgibt!

Es gibt doch nichts Logischeres auf dieser Welt, oder?!

Glaube mir, es gibt in all meinen Gruppen nicht einen einzigen Teilnehmer, der es *nicht gelernt* hat zu frühstücken.

Anfangs mag es schwerfallen, zugegeben, aber schon nach ein paar Tagen, vorausgesetzt du frühstückst regelmäßig, wird sich der Magen morgens mit Hungergefühl melden.

Der Organismus **re**agiert. Irgendwann hatte man sich das Frühstücken einfach abgewöhnt. Als Kind wurdest du doch sicherlich nicht ohne Essen zur Schule geschickt, oder?

Also gewöhne es dir doch wieder an! Wenn du morgens keinen Hunger hast, liegt es nur daran, weil du in deinem Körper das Programm geschaltet hast: ***Es gibt nichts zu essen!***

Ziehst du das eine Weile durch, wird er es aufgeben, dich mit Magenknurren zu quälen, schließlich ist er dein Freund!

Er hat also **re**agiert und wird nun auch Energie *für dich* einsparen. Das kann man erfolgreich und ganz einfach verhindern.

Iss doch einfach wieder!

Und *was* solltest du morgens essen? Am besten Müsli. Nicht, weil es besonders gesund wäre, sondern…

… es ist besonders clever!

Wissenschaftliche Untersuchungen haben nämlich ergeben, dass der menschliche Körper mehr Kalorien verbraucht, um das Müsli zu verdauen, als er aus dem Müsli letztendlich gewinnen kann.

Das bedeutet in der Praxis: Man nimmt beim Essen ab!

Im Lexikon der populärsten Ernährungsirrtümer musste ich über eine Beurteilung von Müsli und der ganzen Vollwertkost sehr schmunzeln. Da stand sinngemäß: Es kann doch nicht sein, dass der Mensch Jahrhunderte gebraucht hat, um Körner endlich essbar zu machen, indem er sie mahlt, und wir beginnen nun in der Entwicklung wieder rückwärts zu gehen, nur weil irgendwann einmal Irgendjemand gesagt hat, Körner essen sei gesund. Ballaststoffe sind genau das was ihr Name schon andeutet, nämlich unverdaulicher Ballast!

Wir nehmen das Müsli aber trotzdem *und gerade deshalb*. Erstens wegen des schon erwähnten hohen Kalorienverbrauchs durch die Unverdaulichkeit der Ballaststoffe, und zweitens, weil es sehr lange satt macht.

Der Stoffwechsel - unser Motor - kommt beim vergeblichen Verdauungsversuch so richtig auf Umdrehungen und wird jetzt jede Menge Energie verbrauchen. Zudem hast du mit dem Essen die Programmierung gewählt:

Heute besteht kein Nahrungsmangel!

Wichtig: Frühstücken bedeutet essen in der **ersten halben Stunde nach dem Aufstehen!**

Wenn du später isst, kann das in unserem Sinne nicht mehr als Frühstück bezeichnet werden, **denn dein Körper hat dann seinen Stoffwechsel schon auf Halbgas geschaltet**. Die falsche Programmierung ist jetzt angelaufen.

Er wird seinen Energieverbrauch drastisch reduzieren!

Wenn du aus Zeitgründen morgens nichts isst, dann steh zehn Minuten früher auf, so einfach ist das!

Ich habe dir versprochen, dass du auf nichts verzichten musst, und wie du siehst, halte ich mich auch daran. Die Umprogrammierung funktioniert aber nur, wenn du bereit bist, deine Gewohnheiten *dauerhaft* zu ändern. Nicht gravierend, aber dafür sehr effektiv.

Steh also früher auf, iss morgens etwas und signalisiere deinem Organismus, dass es genug Benzin gibt - denn:

Wenn dein Stoffwechsel einmal auf Halbgas geschaltet wurde, wenn er so Kalorien einspart, dann wird es dir den Tag über nicht mehr gelingen, ihn auf Touren zu bringen. Er verbraucht kaum Energie und was noch viel schlimmer ist:

Er wird versuchen, von dem was du nun den Tag über zu dir nimmst, soviel wie möglich in seine Reservetanks zu schleusen!! Und das gelingt ihm!

Bei uns heißen die Tanks *Fettzellen*. *Du hast ihn zu dieser Reaktion gezwungen, er macht nur das, worauf er von **dir** programmiert wurde!*

Du wirst zunehmen, nur weil du *NICHTS* gegessen hast!

Unterschätze das niemals und denke immer daran. Dein Körper wird von all dem, was du den Tag über isst, so viel wie möglich in seinen Fettzellen horten. Er möchte doch nur, dass du überlebst, schließlich ist er dein Freund. Für ihn bedeutet das fehlende Frühstück: Notzeiten brechen an!

Jetzt sind wir bei dem Übergewichtigentyp der ständig jammert: *Ich weiß auch nicht, ich esse nicht mehr als meine Kollegin und die ist richtig dürr. Das ist einfach ungerecht!*

Nein ist es nicht! Sie hat *ihren* Organismus nur anders gesteuert.

Die Kollegin wird wahrscheinlich morgens frühstücken und ihr Körper weiß einfach, dass er nicht auf Teufel komm raus versuchen muss, Vorräte zu horten. Das Stück Geburtstagskuchen, das ihr nachmittags zusammen mit einer Tasse Kaffee im Büro vertilgt, landet bei ihr *eben nicht* komplett in den Fettzellen. Bei dir leider schon!

Denn dein Stoffwechsel läuft nur halb so schnell wie ihrer. Dazu kommt jetzt noch dein schlechtes Gewissen. Insgeheim zählst du nämlich die Kalorien, während deine Kollegin aus unerfindlichen Gründen keinen Gedanken daran verschwendet, und ihre Torte auch noch genießt.

Oli hat viel Sport getrieben und trotzdem nicht abgenommen. Er hat jahrelang nicht gefrühstückt und den Tag über weniger gegessen als ich. Er konnte einfach nicht verstehen, warum er mit so wenig Nahrung und trotz aller Bewegung fett blieb. Aber genau dort lag der Hund begraben. Als er schließlich anfing morgens zu essen, purzelten die Kilos fast schon von alleine.

Aber ich muss zugeben, ein Schlanker hat trotzdem einen Vorteil den du nicht haben kannst, *noch nicht*.

Wenn man dünn ist, also relativ wenig Unterhautfett hat, fehlt damit die natürliche Wärmedämmung im Körper.

Das verhält sich ungefähr so wie bei einem nicht - oder schlecht isolierten Hausdach. Wenn dem Haus die schützende Dämmung fehlt, dann sind die Energiekosten zwangsweise sehr hoch. Der Ofen heizt aus allen Rohren, die Wärme verschwindet durch das Dach und die Heizkostenrechnung rast ins Uferlose.

Wenn ein Mensch dünn ist, also ebenso schlecht isoliert, dann verliert auch er seine Wärme. Jetzt verbraucht der Körper sehr viel Energie, also Kalorien, um seine überlebenswichtige Temperatur von etwa 37 Grad zu halten. Das hält schlank!

Die dünne Kollegin wäre in Höhlen- und Steppenzeiten bei einem plötzlichen Wintereinbruch sicherlich vor dir erfroren, aber wer fragt denn heute noch danach?

Der Beduine in der Wüste würde sich zum Mittagsschläfchen allerdings lieber neben dich legen, weil deine Haut durch die gute Isolierung so schön kühl ist.

Du musst also essen. Siehst du, genau das Gegenteil von Verzicht, wie versprochen.

Frühstücke morgens nach dem Aufstehen. Sei clever und nimm Müsli. Wenn du das gar nicht magst, dann eben Körnerbrot oder Brötchen, oder etwas anderes, schwer Verdauliches.

Iss nichts was du nicht magst, zwinge dich nicht zu Müsli, wenn es dir nicht schmeckt, sonst wirst du schnell die Lust verlieren und aufgeben. Denk daran in Zukunft *immer, also regelmäßig* zu frühstücken, sonst funktioniert es nicht.

Viele in meinen Gruppen haben nur durch das Frühstücken abgenommen, und viele waren nur deshalb dick, weil sie es vorher *nie* taten. Sie aßen den Tag über gar nicht zuviel, aber selbst das bisschen wurde vom lahm laufenden Organismus gebunkert. Iss ab jetzt morgens…

... und vergiss vor allem tagsüber das essen nicht!

Es nutzt dir absolut nichts, wenn du morgens deinen Stoffwechsel anwirfst, und ihn dann tagsüber verhungern lässt.

Wenn kein Nachschub mehr kommt, wird der Motor nämlich wieder auf Sparflamme zurückschalten. Also, gib ihm immer wieder Benzin.

Und welches?

Das ist eigentlich nicht so wichtig, wie du denkst. Natürlich sollten es keine fünf Schweinshaxen sein. Iss was dir schmeckt, aber iss vernünftig, und damit meine ich die Menge. (Später dazu mehr.)

Nimm etwas mit ins Büro, pack dir stets etwas in deine Arbeitstasche, halte immer einen Snack bereit. Das mag am Anfang ein bisschen umständlich sein, aber du wirst dich daran gewöhnen. Es ist...

... sehr wichtig, dass niemals Hungergefühle aufkommen!

Bevor *die* richtig spürbar sind, solltest du schon in dein Brot gebissen haben. Ob du es nun mit Wurst oder Käse belegst, bleibt dir und deinen Vorlieben überlassen. Hör auf, die Kalorien zu zählen und iss mit gutem Gewissen. Essen ist Überleben und verursacht angenehme Gefühle. Iss aber trotzdem nicht das ganze Brot auf einmal, sonst lässt du dich von deinem Trieb regieren.

Richtiger Hunger sollte erst gar nicht aufkommen …

… vor allem der Heißhunger, den jeder kennt, ist tödlich für deinen Erfolg.

Kapitel 14
Hunger, Heißhunger und Gier

Wenn du also beim Einkaufen in der Stadt bist und dir plötzlich der unglaublich leckere Duft einer Bratwurst in die Nase steigt, sich daraufhin das Wasser im Mund versammelt und der Magen geräuschvoll knurrt, dann reagier clever. Ich sage dir was passieren wird, wenn du es nicht tust.

Die Enzyme, die den Heißhunger auslösen, die deine Magensäfte produzieren und das Hungergefühl verursachen, sind nachweislich genau die selben Enzyme, die deine Fettzellen öffnen, um sofort all das, was jetzt die Speiseröhre hinunter rutscht - in unserem Fall besagte Bratwurst - in die Reservetanks zu bugsieren.

Was mit Heißhunger und Gier gegessen wird, landet in den Fettzellen!

Vergiss das nie! Ich verbiete dir die Bratwurst nicht, aber trink vorher ein Glas Wasser oder iss irgendetwas Kalorienarmes. Beruhige deinen Magen und die Dickmacherenzyme. Dann wird auch nicht alles gebunkert.

Ob überhaupt etwas von der Wurst gespeichert wird, hängt davon ab, wie viel Energie dein Körper den Tag über verbraucht, um dich am Leben zu erhalten und deine Arbeit zu bewältigen.

Wenn du viel mehr tankst als du fährst, dann *muss* der Körper mit der überschüssigen Energie irgendwo hin. Was bleibt ihm denn anderes übrig als sie zu speichern. Schließlich ist der Überschuss doch purer Luxus!

Also, warum isst du nicht nur die halbe Wurst? Das ist doch mehr als clever, oder nicht? Du kannst sie ohne Reue essen, hast deinen

Hunger gestillt und das vor allem mit gutem Gewissen und ohne Angst, die Wurst auf den Hüften oder um den Bauch wieder zu finden.

Wir schlagen damit mehrere Fliegen mit einer Klappe:

Du darfst essen *was* du möchtest, brauchst nie wieder ein schlechtes Gewissen dabei zu haben, kannst es richtig genießen, nimmst trotzdem ab und musst auf nichts verzichten.

Bist du ein aktiver Mensch? Hast du einen Beruf der dich körperlich fordert? Machst du sogar Sport? - Dann iss die ganze Wurst.

Aber immer mit gutem Gewissen und Genuss, denn:

Negativer Stress lagert Fett ein!

Das haben wir schließlich gelernt! Also freue dich beim Essen, schließlich begehst du kein Verbrechen! *Essen ist Energieaufnahme und Überleben mit Vergnügen!*

Und übrigens:

Positiver Stress verbrennt Fett!! Das lernst du jetzt.

Dein Körper kann sehr wohl zwischen negativem und positivem Stress unterscheiden.

Wir kennen die Situation doch alle:

Es geht rund am Arbeitsplatz, man weiß nicht mehr, wo einem der Kopf steht, man rotiert… aber es macht furchtbar Spaß… *= positiver Stress!*

Der Körper ist jetzt bereit, seine Reserven abzugeben und nutzt sie als Energielieferant. *Jetzt wird Fett weg geschmolzen!*

Es geht rund am Arbeitsplatz, man weiß nicht mehr, wo einem der Kopf steht, man rotiert, der Chef brüllt und das wichtige Projekt wird niemals pünktlich fertig werden… *= negativer Stress!*

Jetzt versucht der Körper zu sparen und tendiert dazu, die Energie zu horten. **Nun wird Fett eingelagert!**

So einfach ist das…, wenn man den Mechanismus versteht.

Bei positivem Stress befindet sich ein anderer Hormoncocktail im Blut als bei negativem Stress.

Gute Zeiten - schlechte Zeiten. Energie horten oder abgeben, dein Organismus **rea**giert.

Wenn du ein eher introvertierter und depressiver Mensch bist, dann kann ich das zwar nicht ändern, aber du sparst dir ab heute trotzdem jede Menge negative Gefühle, die du vorher beim oder nach dem Essen hattest. Denn schließlich hast du erfahren:

Essen macht nicht dick, im Gegenteil, nicht frühstücken und längere Zeit nicht essen, macht dick!

Deshalb:

Halte deinen laufenden Motor auf Umdrehungen. Iss auf jeden Fall über den Tag verteilt immer wieder etwas. Fange an, auf deinen Körper zu hören. Das ist das A und O und einer der Stützpfeiler deines Erfolges.

Wenn du etwas zu dir nimmst, dann tu es ganz bewusst. Dazu solltest du unbedingt langsam essen. Dann überhörst du die Signale deines Körpers nicht. Er sagt dir ganz genau, wann er Nachschub braucht. Er sagt dir vor allem auch, *wann er genug hat!*

Dass das Sättigungsgefühl erst zwanzig Minuten nach einer Mahlzeit eintritt, ist schlicht und ergreifend ein Ammenmärchen.

Deshalb:

Iss langsam!

Kau jeden Bissen mehrmals und horch dabei in dich hinein. Das kann man lernen. Nur so spürst du deutlich, wann die Energie reicht und ab wann der Überschuss beginnt.

Und nur der überschüssige Teil einer Mahlzeit wird in den Fettzellen gespeichert!

Lerne den Teller eben *nicht* leer zu essen, auch wenn Mama es immer und immer wieder gepredigt hat.

Es gibt diesen einen Satz, der seit Generationen hartnäckig vererbt wird und der inzwischen purer Unsinn ist:

„Iss deinen Teller leer!"

Diese Anweisung kommt aus viel ärmeren Zeiten. Aus den Kriegs- und Nachkriegsjahren, als man heute nicht wusste, ob der Teller morgen noch mal voll sein würde. Man aß auf Vorrat, wenn es etwas zu essen gab.

Obwohl sich die Zeiten schon lange geändert haben, hält sich dieser Satz hartnäckig bis in die heutige Aldi-Generation. Er hat sich regelrecht in unseren Köpfen festgefressen. Es regnet doch auch nicht, wenn wir auf dem Teller etwas übrig lassen, und deshalb *muss* er auch nicht blitzblank sein.

Was wir nicht wissen oder wissen wollen ist, dass wirklich nur *der* Teil von einer Mahlzeit in die Fettzellen wandert, der *über* das Sättigungsgefühl hinaus gegessen wird.

Mit Sättigungsgefühl meine ich allerdings nicht diesen trägen Zustand der einen befällt, wenn nach dem üppigen Mittagsmahl wie auf Kommando die Augen zufallen, zeitgleich die Arme und Beine bleischwer werden und der Körper sehnsüchtig nach einem Bett schreit.

Dieser Zustand kommt schlichtweg vom *Überfressen!*

Es könnte doch niemals angehen, dass dein Auto jedes Mal nach dem Tanken plötzlich nicht mehr fährt, oder nur noch die halbe Leistung bringt. Du würdest es doch sofort in die Werkstatt bringen, oder nicht?

Aber bei deinem Körper hältst du es für normal?!

Genau das ist es nicht! Nur überfressen macht müde! Der Organismus braucht die ganze Kraft um den Überschuss zu Ver*fett*stoffwechseln, *das* kostet Kraft und macht träge.

Während du also nach dem üppigen Essen dein Mittags- oder Büroschläfchen hältst, arbeitet dein Organismus an seinen Vorräten und legt sie in deine Hüften.

Das richtige Sättigungsgefühl ist tatsächlich das Gefühl, den *Hunger gestillt zu haben.* Es ist angenehm und wird nicht von einem Ziehen in der Magengegend begleitet, das nur durch dessen *Überdehnung* verursacht wird.

Gib deinem Körper soviel Energie wie er braucht, aber gib ihm keine Reserven für die Tanks. Fange an, ganz bewusst zu essen und du wirst sehr schnell spüren, worin der Unterschied zwischen *satt sein* und *überfressen sein* besteht.

Kleiner Tipp für sämtliche Büfetts: Lade doch einfach nicht so viel auf deinen Teller. Essen darfst du schließlich alles, verzichten musst du auf nichts. Und du bist nach der Mahlzeit fit und leistungsfähig.

Im Restaurant bin ich so frech und bestelle immer nur die Hälfte von dem, was ich mir ausgesucht habe. Es fällt nämlich gerade hier unheimlich schwer, einen halb vollen Teller zurückgehen zu lassen mit (hoffentlich) der Gewissheit, dass das gute und teuer bezahlte Steak mit den vorzüglichen Pommes im Müll landet. Wenn das nicht geht und ich einen pikierten Blick vom Kellner ernte, dann betrete ich dieses Etablissement nicht mehr. Der Kunde ist schließlich König. Meistens aber gibt es absolut kein Problem mit meinem Extrawunsch. Oft bezahle ich dann auch nur die Hälfte (nicht immer), so macht Restaurant-Essen Spaß und bleibt dazu trotz „Teuro" noch erschwinglich.

Also, nochmals: *Lerne langsam und bewusst zu essen! Nur im Mund wird Nahrung zerkleinert und nur so erkennst du, wann dein Körper genug hat und wann der Überschuss beginnt. Schieb dann den Teller zur Seite. Wenn du das nicht fertig bringst, dann stelle dir einfach bildlich vor, wie **jeder Bissen**, den du nun weiter zu dir nimmst, geradewegs in deinen Fettzellen landet. Und genau da möchtest du ja nichts mehr haben…*

Dein Magen wird sich sehr schnell an die kleineren Mengen gewöhnen. Er **re***agiert* und zieht sich mehr und mehr zusammen. Das Gefühl angenehm satt zu sein, wird sich dann auch immer früher einstellen.

Essen macht nicht dick, es sei denn du zwingst deinen Körper dazu!

In meinen Essgewohnheits-Berichten fiel mir auch auf, dass sehr oft viel zu *spät* gegessen wurde.

Dir ist bestimmt auch schon einmal zu Ohren gekommen, man sollte nach 18 Uhr nichts mehr essen.

Das ist Blödsinn!

Solche Tipps darf man auf keinen Fall verallgemeinern. Essen nach 18 Uhr macht nicht dick, sondern Essen, *nachdem der Tag beendet wurde, macht dick.*

Wann jemand seinen Tag beschließt, ist so unterschiedlich wie es Menschen und Berufe gibt. Der Schichtarbeiter hat jede Woche zu einer anderen Uhrzeit Feierabend, bei vielen Menschen läuft kein Tag wie der Vorige.

Deshalb sage ich: Wenn dein Körper Feierabend hat, wenn du dich aufs Sofa legst, wenn du nichts mehr tust, wenn du zu Ruhe kommst, dann sollte auch für deinen Magen Ruhe sein.

Der Organismus begibt sich nun in seine Erholungsphase. Er fährt wie ein Computer herunter und bleibt nur noch auf seinem Stand-by-Modus.

Beginnst du jetzt die Tüte Chips zu essen, wird sie von deinem Körper dankbar angenommen und in die Fettzellen geschoben. Was soll er auch sonst damit machen? Und das ist schade, nicht wegen der Kalorien, die sind uns schnurz, sondern:

Kapitel 15
Dein Bett und dein Sofa sind wahre Fettverbrennungsmaschinen

Im Zustand der Erholung, wenn du also auf deiner Couch liegst und entspannst, und wenn du dich dann irgendwann ins Bett begibst, *beginnt dein Körper ganz massiv Fett zu verbrennen.*

Er nimmt nun seine Energievorräte, um sich zu regenerieren. Die Menge an Fett, die dazu aus den Zellen gesogen wird, darfst du nicht unterschätzen. Bei einem 80 Kilo schweren Mann sind das immerhin im Schnitt 240 Gramm pro Nacht. Deshalb fühlt man sich morgens auch immer schlanker, wenn man aufwacht. Das ist keine Einbildung, es ist tatsächlich so.

Bedingung allerdings: Du gibst deinem Körper die Chance, nachts seine Reserven anzugreifen, um seine „Renovierung" vorzunehmen.

Wenn du nun aber auf dem Sofa liegst und nebenher etwas knabberst, bringst du dich für viele Stunden um diese sehr bequeme Möglichkeit Fett zu verbrennen, schade eigentlich!

Damit du verstehst warum das so ist, muss ich doch ein wenig ins Detail gehen und in die Biochemie.

Kohlehydrate sind im Grunde nichts anderes als langkettiger Zucker. Der Körper kann Zucker relativ schnell in Energie umwandeln.

Kurzkettiger Zucker, also weißer Zucker (Süßigkeiten zum Beispiel), wird in Windeseile in Energie umgewandelt und geht sofort ins Blut. Aber diese Energie verpufft auch genauso schnell wieder.

Das erklärt nun auch, warum Kinder ständig Heißhunger auf Süßigkeiten haben.

Kinder sind immer in Bewegung, der Organismus verbraucht bei den Zwergen unglaublich viel Energie, die er dann möglichst schnell wieder zurück haben möchte. Die bekommt er am schnellsten über Zucker. Auch die Vorliebe der Kleinen für Nudeln, vor allem Spaghetti, ist damit erklärt. Nudeln sind Kohlehydrate, also langkettiger Zucker.

Es gibt ein Experiment mit Studenten, die einen ganzen Tag lang in einem Kindergarten verbringen mussten, und dort exakt die gleichen Dinge wie die Kids machen sollten.

Schon am Mittag waren die meisten der Erwachsenen schlapp, während die Knirpse immer noch unermüdlich auf dem Spielplatz tobten und rannten. Bis zum Abend hatte nicht einer der Studenten mit den Kleinen mithalten können, sie waren völlig erschöpft, hatten keine Energie mehr.

Knabbern wir abends im Ruhezustand etwas Kohlehydrathaltiges, dann wird es der Körper nicht nur Ver**fett**stoffwechseln und einlagern, sondern noch viel schlimmer:

Wir bringen uns um den Großteil unserer nächtlichen und doch so bequemen Fettverbrennung.

Warum?

Mit dem Verspeisen von Kohlehydraten, also Zucker, steigt der Insulinspiegel im Blut. Insulin aber verhindert nicht nur die Fettverbrennung, sie schließt sie leider völlig aus.

Schade eigentlich, wie gesagt …

Wenn du nun also schnell abnehmen willst, dann weißt du ab heute, dass Zucker am Abend deine Fettverbrennung um lange Zeit verhindern wird. In der Regel dauert es nämlich drei Stunden, bis der Insulinspiegel im Blut wieder sinkt und die Fettverbrennung einsetzten kann.

Diese Zeit gewinnst du, wenn du dein Sofa und das Bett ab heute als deine *Fettverbrennungsmaschinen* betrachtest.

Du brauchst dich nur noch hinzulegen und zu relaxen. Ist das nicht genial?!

Vergiss aber nicht, diese Maschine hat den winzigkleinen Haken: Sie funktioniert nur **ohne** Kohlehydrate. Und die sind enthalten in:

Leider praktisch allem was du gerne knabberst.

Chips, Salzstangen, Schokolade, Flips, Eis, Säfte und, und, und...

Fast alle Lebensmittel enthalten Zucker. Selbst die, bei denen wir es nicht vermuten. Wenn man sich die Inhaltsangaben von Konservendosen und Tiefkühlkost durchliest, so ist in fast allem Zucker enthalten. Ein ganzes Trinkglas voll mit Würfelzucker nehmen wir täglich zu uns, *ohne davon zu wissen.*

Ich habe dir versprochen, dass du auf nichts verzichten musst, und dabei bleibt es auch jetzt!

Ich gebe dir ja nur einen Tipp, wie du clever und sehr schnell abnehmen kannst. Du musst dich nicht daran halten. Du kannst auch weiterhin etwas knabbern während ein spannender Krimi läuft. Wenn du sonst alles richtig machst, dann geht jetzt die Welt nicht unter und du wirst trotzdem abnehmen, eben drei Stunden später. Aber bequemer kann man es doch gar nicht haben.

Sollte nun bei dir das Gefühl aufkommen, du musst ab heute auf dein allabendliches Vergnügen verzichten, dann läuft etwas schief.

Wie schon gesagt, Verzicht löst Widerstand aus, und das wollen wir auf gar keinen Fall.

Ich erzähle dir, wie du im Schlaf abnimmst und du entscheidest, ob du diese Erkenntnis nutzt oder nicht. Wenn du es zähneknirschend tust, dann hat es keinen Wert. Lass es einfach bleiben.

Wenn dein Abendessen aus Eiweiß besteht und du auf die Nudeln und Kartoffeln, also Kohlehydrate verzichtest (oh mein Gott, ich habe verzichten gesagt), dann verlängerst du deine Fettverbrennung um *noch einmal* drei Stunden.

Gerade jetzt, in der Phase wo du vielleicht schnell einen Erfolg sehen möchtest, wäre das doch clever. Allerdings funktioniert diese Geschichte nur, wenn du auch alles andere richtig machst. Das bedeutet frühstücken, den Motor mit Sprit füttern und somit dem Organismus nicht zum bunkern zwingen. Sonst wird er sich auch nachts nicht von seinen Reserven trennen.

Wie du siehst, es hängt alles untrennbar zusammen. Unsere Zahn-räder arbeiten miteinander, und sie lassen sich nur miteinander in die richtige Richtung drehen.

Den Tipp mit dem Eiweiß gebe ich übrigens meinen Dickies in den Seminaren auch.

Leider habe ich festgestellt, dass sie sich oft zu sehr darauf fixieren. Sie essen abends nur noch Fleisch und Fisch. Dadurch neh-men sie zwar noch schneller ab, aber die Gefahr, das Gefühl zu haben, unter Zwang etwas zu tun, die Essensvorlieben zu verändern und Lieblingsessen entbehren zu müssen, ist sehr groß und ich habe mit meinem Tipp vielleicht die Lunte zum Scheitern entzündet.

Es ist, wie gesagt, nur ein kleiner Trick und sollte auf keinen Fall zur Dauerlösung werden. Die Umprogrammierung deines Stoffwech-sels soll ja für immer sein, nicht nur für einige Zeit.

Wer Probleme mit dem Harnsäurespiegel hat, sollte ganz darauf verzichten. Eiweiß lässt den Harnsäurespiegel ansteigen und das kann Beschwerden verursachen.

Ich hatte einen Teilnehmer, dessen gesamte Mahlzeiten nur noch aus Eiweiß bestanden.

Er nahm nichts ab.

Isst man keine Kohlehydrate mehr, kann man auch kein Fett ver-brennen. Kohlehydrate sind das wichtigste Benzin für den Motor.

Übrigens, auch die Chips bleiben abends nicht ewig im Schrank (besser vorerst noch im Ladenregal), das solltest du wissen. Aber iss sie doch zu einem anderen Zeitpunkt. Nicht unbedingt dann, wenn du so unglaublich bequem Fett verbrennen kannst, und iss nicht gleich die ganze Tüte!

Hast du dein Ziel erreicht und bist schlank, wenn dein Stoffwechsel für immer normal läuft und nicht mehr mit der Hungerprogrammierung fährt, dann kannst du dir die Chips auch wieder nach Feierabend

„reinstopfen", ich tu das auch!

Noch ein Trick wäre zum Beispiel, morgens vor dem Frühstück ab und an *kalt* zu duschen. Das bringt den Stoffwechsel in Schwung und der Organismus verbrennt zusätzlich eine Menge Kalorien, um die 37 Grad Körperwärme zu halten.

Wenn du nun denkst - das ist ja Klasse, dann gehe ich bei klirrender Kälte nur noch ohne Jacke aus dem Haus - dann machst du genau das Falsche!

Dauerfrieren wird den Organismus dazu bringen, seine Zellen zu füllen, denn, wie du ja weißt, ist er dein Freund und Fett ist unsere *Wärmeisolierung.* Frierst du also ständig, wird der Körper versuchen, dich von innen warm zu halten, und seine Reserven auf jeden Fall behalten. Er ersetzt dir deine fehlende Jacke einfach durch Fettpölsterchen.

Nun wird auch klar, warum Abnehmen im Winter immer schwerer ist als im Frühjahr oder Sommer. Das liegt nicht nur an den süßen Verlockungen der Weihnachtszeit, sondern auch am kälteren Klima.

Deshalb bleib bei der kalten Dusche - und auch nur ab und zu.

Kapitel 16
Der Stoffwechsel

Was ist das eigentlich?

Der Stoffwechsel, das sind sämtliche Vorgänge und Abläufe im Körper, die dich am Leben erhalten. Nahrungsverwertung und Ausscheidung, Reinigung, Auf- und Abbau, Regeneration, Reparatur... und, und, und.

Der Stoffwechsel verbraucht Energie. Auch er ist wie ein Chamäleon und passt sich immer den äußeren Gegebenheiten an, er **reagiert**.

Bei den meisten Übergewichtigen läuft der Stoffwechsel völlig schief. Oft wird das mit einer Krankheit verwechselt, aber wie wir ja wissen, ist der Organismus durch falsche Ernährungsgewohnheiten nur auf Sparflamme programmiert.

Jede Diät, jedes Hungern hat ihn mehr und mehr aus seiner normalen Bahn geworfen. Aber das ist - Gott sei es gedankt - nicht das endgültige Urteil. Der Stoffwechsel passt sich *immer* an, also sei doch von nun an clever.

Wenn du in Zukunft alles richtig machst, wenn du frühstückst, deinem Körper den Tag über immer mal wieder Nahrung gibst, wenn du es schaffst im Restaurant die kleinere Portion zu bestellen, und wenn du nicht mehr über deinen Bedarf hinaus isst, dann wird er sich innerhalb kurzer Zeit umstellen.

Aus den Erfahrungen mit meinen Gruppen kann ich dir versprechen, dass dies innerhalb von zwei bis vier Wochen „passieren" wird.

Ungefähr so lange wird sich dein Motor anschauen, ob die positiven Veränderungen auch tatsächlich von Dauer sind.

Er freut sich über das regelmäßige Essen, vor allem über das Frühstück, aber er ist kritisch und traut der Sache nicht sofort. Also kann es sein, dass du Anfangs sogar etwas zunehmen wirst, weil du noch immer die *Reservetankfüllungs-Programmierung* geschaltet hast.

Aber lass dich davon jetzt nicht aus der Ruhe bringen! Du verstehst ja jetzt *warum* das passiert.

Stell deine Waage in den Keller oder besser, wirf sie gleich ganz weg. Unter Umständen warst du viel zu lange Sklave ihres Zeigers.

In den ersten vierzehn Tagen wird dein Organismus noch immer auf Einlagern programmiert sein.

Darum ist jetzt die …

… Regelmäßigkeit das Allerwichtigste!

Kapitel 17
Regelmäßigkeit als Allerwichtigstes!

Wenn du heute frühstückst und morgen nicht, wenn du doch immer mal wieder längere Hungerperioden am Tag hast, dann wird der Körper den Teufel tun und seinen Stoffwechsel auf Umdrehungen bringen. Und er wird sich erst recht nicht von seinen Vorräten trennen. Er ist dein Freund und versucht dich damit nur zu schützen.

Also: Signalisiere deinem Stoffwechsel, dass alles in Ordnung ist. Es ist nicht schwer, nur eine kleine Umgewöhnung. Freue dich auf seine **Re**aktion und du wirst sehen, nach kurzer Zeit werden deine Kilos anfangen zu purzeln. Glaub mir, es macht Spaß und du wirst erleben, wie der umprogrammierte Stoffwechsel seine gehortete Energie kontinuierlich abgibt, weil *du* deinen Körper davon überzeugt hast, dass er sie nicht mehr braucht.

Fange morgen damit an. Je eher du deine Gewohnheiten änderst, desto schneller wird sich die Fehlprogrammierung umstellen.

Mach dir einen Einkaufsplan. Du solltest jetzt immer genug im Hause haben. Nimm einen Vorrat zur Arbeit mit, auch wenn dir das umständlich erscheint. Ohne regelmäßiges Essen wird es nicht funktionieren. Pack nichts ein, was dir nicht schmeckt, sonst wirst du es nicht essen. Hungerperioden aber hindern deinen Erfolg.

Kaufe deine Lebensmittel mit Spaß und vollem Magen (nicht überfüllt), lass die Chips im Regal und denke dabei an deine Fettverbrennungsmaschine, nicht an Verzicht. Freu dich auf die nächsten „Umprogrammierungswochen" und darauf, dass du garantiert abnehmen wirst, und zwar für immer!

Bei schwer übergewichtigen Frauen wird das übrigens schneller gehen, als bei leicht Übergewichtigen, die nur wenige Kilos abnehmen wollen.

Auch dies hat einen evolutionären Hintergrund:

Ein wenig Reserven mag gerade der Frauenkörper unbedingt behalten, schließlich ist er zum Nachwuchs produzieren ausgelegt.

Für die Natur sind wir Frauen tatsächlich aus keinem anderen Grund auf dieser Welt. Wir sind Gebärmaschinen. Die Art erhalten, viele überlebensfähige Nachkommen auf die Welt zu bringen, ist unsere eigentliche Aufgabe. Die Evolution schert sich dabei nicht um Fortschritt, Intelligenz, Medizin und Empfängnisverhütung. Sie will nur, dass wir uns vermehren.

Jede Frau die Kinder hat, kennt dieses Phänomen. Kilos, die in der Schwangerschaft zugelegt werden, bekommt man viel schwerer wieder herunter, als die außerhalb der Schwangerschaft zugelegten.

Man nimmt während der Schwangerschaft auch wesentlich rasanter *zu* als sonst.

Der weibliche Körper versucht damit schon für das *nächste* Baby vorzusorgen, hortet soviel Energie wie er bekommen kann, verstärkt aus diesem Grund den Appetit und krallt sich dann an seinen Reserven fest. Ist das nicht genial?!

Na ja, wenn man es weiß, kann man es auch problemlos verhindern. Schließlich ist selbst der so perfekte Organismus nicht dazu fähig, *Luft in Fett umzuwandeln.*

Also, auch in der Schwangerschaft nicht fürs Baby mitessen, das bekommt auf jeden Fall was es braucht. Die Natur zieht in der Not alles von der Mutter ab und lässt es dem Nachwuchs zukommen, denn *der* ist für sie wichtiger. Daher kommt auch der Spruch: Jede Schwangerschaft ein Zahn. Als unsere Ernährung noch nicht so ausgewogen war, fielen den werdenden Müttern tatsächlich Zähne aus, weil Nährstoffe für das Ungeborene abgezogen wurden.

Die deutsche Durchschnittsfamilie hat 1,6 Kinder. Die Evolution wäre entsetzt, wenn sie das wüsste. Für sie und ihren Wissensstand drohen wir durch diese Kinderarmut demnächst auszusterben. Dass die Kindersterblichkeit dank Medizin, Forschung und unserem Wohlstand fast gegen Null gesunken ist, davon weiß die Evolution nichts. Für sie müssen wir weiterhin Babys im Überfluss produzieren.

Kapitel 18
Die zehn Gebote

Fassen wir doch bis hier hin einmal zusammen:
(bitte ausschneiden und an den Kühlschrank pinnen)

Erstens:
Deine Gedanken sollten nicht den ganzen Tag um Essen kreisen, iss doch lieber!

Zweitens:
Frühstücke immer und unbedingt innerhalb der ersten halben Stunde nach dem Aufwachen!

Drittens:
Iss den Tag über immer wieder eine Kleinigkeit und halte deinen Motor auf Umdrehungen!

Viertens:
Lass niemals Hunger oder Heißhunger aufkommen!

Fünftens:
Iss langsam, nicht mit Gier und genieße, und hör auf zu essen, wenn du genug hast!

Sechstens:
Nutze die Fettverbrennung, wenn der Körper regeneriert!

Siebentens:
Erkenne deinen Körper als deinen Freund und freu dich, dass du ihn durch **Regelmäßigkeit** *formen kannst, jetzt weißt du ja wie es geht!*

Achtens:
Lass das Gefühl von Verzicht niemals aufkommen, du musst ja auf nichts verzichten!

Neuntens:
Essen ist Positiv! Verbanne die negativen Gedanken, sie bunkern Energie!

Zehntens:
Trinke zum Essen keinen Alkohol!

Oh! Das ist neu, aber durchaus begründet!

Alkohol ist ein unglaublich großer Energielieferant, genau wie Zucker, und er ist der zweitgrößte Dickmacher, gleich nach Fett. Er wird vom Körper nach dem Verzehr sofort in die Fettzellen transportiert.

Warum aber sind dann richtige Alkoholiker meist klapperdürre Menschen?

Die Antwort ist einfach: Sie essen nichts mehr! Dem Organismus reicht *die* Energie vollkommen für seinen Bedarf aus, die er aus dem Alkohol ziehen kann. Der Alkoholiker *trinkt sozusagen* sein Essen.

Dass eine solche „Ernährung" nicht gesund sein kann, steht dabei außer Frage.

Wenn du also zum Essen gerne ein Gläschen Wein oder Bier trinkst, dann **lass dir gesagt sein, dass diese Getränke deine Fettzellen öffnen!** Das sollte doch nicht unbedingt beim Essen passieren, stimmt `s? Womöglich rutscht sonst alles mit hinein?!

Trink doch lieber ein Glas frisch gepressten Orangensaft. Dieser Fettfresser bildet das Hormon Noradrenalin - und das wiederum wandelt überschüssiges Nahrungsfett in Energie um, die nicht gespeichert wird.

Vielleicht wirst du noch immer kritisch sein. Vielleicht denkst du: Das ist mir alles viel zu umständlich und außerdem muss ich ja doch verzichten. Auf was denn?

Auf die Knabbereien am Abend?

Nein, du kannst beruhigt weiter knabbern und auf deine bequeme Fettverbrennungsmaschine für drei Stunden *verzichten*. Wenn du alles andere richtig machst, wirst du trotzdem abnehmen. Ich wollte dir nur zeigen, wie du es bequem und schneller haben kannst.

Auf das Vollstopfen?

Nein, du darfst auch weiterhin deinen Teller leer essen, weil Mama es immer gesagt hat, und weil es so gut schmeckt. Du bist dann eben auf diesen schlauen Mechanismus der Evolution hereingefallen, *Nahrungsaufnahme mit angenehmen Gefühlen auszustatten*. Wenn du so dringend angenehme Gefühle brauchst, warum holst du sie dir nicht woanders? Es gibt so viele schöne Dinge die eben nicht dick machen. Du möchtest doch schlank sein, oder nicht? Alles was du magst, darfst du auch essen, nur *der Überschuss* sollte deinen Fettzellen verwehrt sein.

Ansonsten wirst du, wie die meisten Teilnehmer meiner Gruppen feststellen, dass du eher *mehr* isst als früher. Das ist clever. Du weißt doch jetzt wie deine Maschine funktioniert, und wie du sie im Griff haben kannst, wenn du nur dein Wissen umsetzt.

Du magst aber morgens nichts frühstücken?

Dann hast du keine Chance! Ich kann mir aber ehrlich gesagt nicht vorstellen, dass der Leidensdruck morgens essen zu müssen bei dir größer ist, als der unzufriedene Blick in den Spiegel. Ohne Frühstück wirst du es nicht schaffen, das steht fest. Oder du hast dieses Buch umsonst gelesen.

Dein Stoffwechsel wird den ganzen Tag über wie ein lahmer alter Esel laufen, er wird keine Energie verbrauchen und somit auch kein Fett wegschmelzen. Dein auf Hungersnot programmierter Körper wird weiterhin jedes Stückchen Kuchen bunkern, während deine Kollegin nicht einmal beim zweiten Stückchen dick wird.

Und alles nur, weil du morgens nichts essen kannst? Du kannst. Wollen wir wetten?

Du magst auf dein Gläschen Wein nicht verzichten?

Na wunderbar, denn Weißwein hilft sogar ungemein bei der Fettverbrennung. Das haben ganz neue wissenschaftliche Untersuchungen herausgefunden. Das gilt aber nicht *während* des Essens. Hier bleibt es wie es ist, Alkohol öffnet die Fettzellen. Also trink den Wein zu einem anderen Zeitpunkt, und dann am besten Weißwein.

Ich mag aber nicht kalt duschen!

Ich auch nicht: Ist auch nicht unbedingt nötig, sondern nur ein Trick, wie man die Fettverbrennung beschleunigen kann.

Gibt es noch mehr Tricks?

Ja die gibt es …

Kapitel 19
Die bequemen und die unbequemen Tricks

Ich fange mit den bequemen Tricks an:

Vitamin C beschleunigt das Entleeren der Fettzellen. *Ananas auch,* aber nur die teure „Flug-Ananas". Sie besitzt Enzyme, die Kalorien nachweislich killen. Im *Chicoreesalat* bewirkt Ananas deshalb wahre Wunder. Das *Intybin im Chicoree* bindet Fette im Darm und zieht sie aus dem Körper.

Chili enthält den magischen Stoff *Caspaicin.* Der lässt den Stoffwechsel auf 100 Prozent hochfahren - und das verhindert die Fetteinlagerung schon im Vorfeld. Also, wenn du es gerne scharf magst, würze in Zukunft mit Chili.

Es gibt noch Hunderte weitere Fettverbrennungslebensmittel. Wenn sie dich interessieren, dann schlage in einem anderen Buch nach. Ich verrate dir mit Absicht nicht mehr davon, denn du wirst sie sowieso nicht ständig essen wollen.

Viel trinken hilft die Schlacken wegzuschwemmen, wenig trinken veranlasst den Körper, Flüssigkeit aus seinen Fettzellen zu saugen. Dafür muss er Fett verbrennen.

Ich könnte dir jetzt vorschlagen, ohne Wasservorräte durch die Sahara zu gehen, und du würdest Unmengen Fett verlieren, vorausgesetzt du überlebst. Das tue ich natürlich nicht. Dieser Vorschlag gehörte dann auch eher in die Kategorie der unbequemen Tricks.

Also trink lieber viel, aber abends am besten nur Wasser. Nicht wegen der Kalorien, sondern wegen deinem Insulinspiegel. In allen anderen Getränken ist Zucker enthalten, und der lässt, wie du ja weißt, den Insulinspiegel im Blut ansteigen. Süßstoff übrigens auch. Die Fettverbrennung *kann* jetzt nicht mehr stattfinden.

Die unbequemen Tricks:

Und jetzt kommt er doch, der Fitness-Trainer.

Bewegung ist genial, diese Wahrheit muss ich dir sagen, so leid es mir tut. Keine Angst, du wirst auch so abnehmen, aber ich muss trotzdem eine Lanze für den Sport brechen. **Vor allem wegen der Gesundheit!**

Viele Menschen haben eine ganz falsche Vorstellung davon, *was* Sport eigentlich ist. Auch die Teilnehmer meiner Gruppen, obwohl sie ja in der Regel im Fitness-Studio angemeldet sind, haben oft keine Ahnung was sie da tatsächlich tun.

Für sie habe ich den folgenden Artikel in meiner Studio-Zeitung veröffentlicht:

Was würde wohl ein Afrikaner über ein Fitness-Studio denken?

Letztens kam mir genau dieser Gedanke. Was würde wohl ein Afrikaner sagen, wenn man ihn von einem Moment auf den anderen aus dem Busch in ein Sportstudio beamen würde. Was würde er wohl denken, wenn er all die merkwürdigen Geräte sähe, an denen Menschen Hebel mit den Beinen bewegen, Gewichte mit den Armen ziehen oder sie von sich wegdrücken.

Wie würde er wohl über diese Leute staunen, die auf Bänder gehen oder Rad fahren, ohne auch nur einen Zentimeter von der Stelle zu kommen.

Wahrscheinlich würde er kopfschüttelnd durch den Raum wandern und sich nichts sehnlicher wünschen, als wieder nach Hause zu kommen. Heim in die Steppe und den Busch, weg von diesen Menschen die offensichtlich nicht ganz richtig ticken.

Ob er wohl Verständnis hätte, wenn man ihm erklären würde, dass diese Menschen im Grunde versuchen genau das zu tun, was er in der Natur jeden Tag ganz selbstverständlich tut ...?!

Nämlich dann, wenn er viele Kilometer läuft, um zu jagen, wenn er auf Bäume klettert, um Ausschau nach Beute zu halten oder Früchte zu ernten. Auch dann, wenn er mühsam seine Hütte baut oder den Boden umgräbt und für diese Alltäglichkeiten seine Muskulatur benutzt, die ihm die Natur genau dafür mitgegeben hat.

Würde er begreifen, dass in unserer komischen (Wohlstands-) Welt kaum noch jemand seinen Körper so belastet, wie er es täglich tut? Würde er verstehen, dass die Muskeln dieser Menschen deshalb nicht mehr ausgelastet sind und vom Körper einfach wegentwickelt werden?! Dass aus diesem Grund schon ganz junge Menschen an Krankheiten leiden, die bei ihm zu Hause nur alte Leute bekommen?

Würde er jetzt vielleicht verstehen, dass wir in unserer Welt die komischen Studios brauchen, um genau das zu simulieren, was er jeden Tag ganz selbstverständlich tut ...?

Du brauchst zum Abnehmen kein Fitness-Studio, es geht auch ohne. Ich habe das oft genug erlebt.

Allerdings darf man die heutige Bewegungslosigkeit auch nicht unterschätzen.

Die Evolution kennt noch keine Autos und Fahrstühle. Für sie müssen wir noch immer körperlich schwer arbeiten, kämpfen, jagen und sammeln. Genau für diesen Zweck hat sie unsere Körper ausgestattet, und das ist nach wie vor so.

Die Muskulatur, Knochen, Sehnen und Bänder, die Knorpel, Gelenke und nicht zuletzt das Herz-Kreislaufsystem sind allesamt auf Bewegung ausgelegt. Sie befinden sich in einer Balance, die nur dann wirklich funktioniert, wenn auch die äußeren Bedingungen stimmen.

Und die stimmen *nicht* mehr. (Ich will jetzt nicht sagen - *leider*, sonst müsste ich mich ins Mittelalter zurückwünschen und zukünftig mein Haus wieder selbst bauen und den Rasen mit der Sense mähen).

Ich kenne viele jüngere Menschen, die schon an Arthrose, also Knorpelverschleiß, leiden. Wenn du jetzt denkst, dass diese Krankheit von *Über*belastung kommt und primär alte Leute betrifft, dann muss ich dich aufklären.

Diese Abnutzungskrankheit bekommt man von Bewegungslosigkeit!

Ein Widerspruch in sich? Keinesfalls! Der Knorpel dient unserem Gelenk als natürlicher Puffer zwischen den Knochen. Er verhindert deren Aufeinanderreiben. Der Knorpel wird aber nur über *Bewegung* ernährt. Durch Bewegung füllt er sich mit Flüssigkeit und somit mit Nährstoffen. Er vergrößert sich und bleibt geschmeidig und belastbar.

Bewegt man sich nun *nicht* mehr, *verhungert* der Knorpel regelrecht. Er beginnt auszutrocknen und wie eine Backpflaume zu schrumpeln, hart zu werden und nutzt sich schließlich ab.

Deshalb gibt es Arthrose auch schon bei Jugendlichen!

Oder nehmen wir das Herz.

Je mehr es über Bewegung belastet wird, umso größer und kräftiger wird es. Ein gutes Herz schlägt ca. 70 mal pro Minute, um den Körper mit Blut zu versorgen.

Das heutige Durchschnittsherz aber ist relativ klein. Es muss, um die selbe Menge Blut zu pumpen, 90 mal in der Minute schlagen.

Das sind Tatsachen, die ich seit Jahren am Trainertisch sehe. 90 Schläge ist der Bevölkerungsdurchschnitt.

Das bedeutet nun, das Durchnittsherz benötigt im Schnitt 20 Schläge *mehr* in der Minute als das trainierte. Ergibt also in der Stunde schon 1200 Schläge *mehr*. Ein Tag hat 24 Stunden, macht also … Moment …24 x 1200 … ich muss den Taschenrechner holen … aha …28.800.

In Worten: Dieses untrainierte Herz muss an einem Tag *achtund-zwanzigtausendachthundert* Schläge *mehr* schlagen als eine einiger-maßen trainierte Pumpe.

Wie viel Schläge *mehr* sind das dann in einer Woche ..., in einem Monat, einem Jahr? Nun hol du den Taschenrechner.

Und jetzt rate, welches Herz sich wohl früher abnutzen wird?

Du musst nicht in ein Fitness-Studio, aber ich empfehle dir trotzdem etwas mehr Bewegung, denn es ist clever!

Kinder, die sich viel bewegen, sind nicht fett. In ihrem Blut befindet sich ein Fettverbrennungs-Enzym.

Wenn sie älter werden, der Computer und der Ferseher jetzt die besten Freunde sind, wenn sie sich dann kaum noch bewegen, stellt der Körper die Produktion dieses Enzyms ein. Er braucht es nicht mehr. Wird nun auch noch mehr gegessen als verbraucht, befindet sich die Übergewichtskarriere in den Startlöchern.

Gott sei Dank (schon wieder) beginnt der Körper erneut mit der Produktion des Enzyms, wenn man sich wieder regelmäßig bewegt. Er **rea**giert. Mit diesem Enzym wird jetzt wesentlich mehr Fett verbrannt, nicht nur beim Sport, sondern auch im Schlaf.

Warum ist Laufen ein so effektiver Fettkiller?

Weil Laufen ein Urtrieb ist.

Der Mensch ist dafür konstruiert, viele Kilometer am Tag zu laufen, und der Trend geht wieder genau dorthin. Es gibt Millionen Jogger jeden Alters. Sie laufen mit Lust und Leidenschaft. Der Organismus schüttet während des Joggens viele Glücklichmacher aus. Das tut er nicht einfach nur so. Er braucht diese Bewegung. Das ist genau wie mit den angenehmen Gefühlen beim Essen. Diese Endorphine lassen auch fettmachende Depressionen gar nicht erst zu.

Du musst nun nicht um die Häuser rennen, aber Walken, also schnelles Gehen, wäre schon Klasse. Nicht nur, dass so deine Gelenke geschmiert und die Knorpel ernährt werden, dein Herz wachsen kann, super viel Fett verbrannt wird, nein, der Körper wird zudem versuchen, dir das Gehen *leichter* zu machen.

Wenn du es also regelmäßig tust - das ist wieder Grundvoraussetzung - dann wird er seinen Ballast abwerfen, um dich leichter zu machen.

Und dieser Ballast wird dein Fett sein, aber nur wenn du auch regelmäßig isst.

Sollte der Körper nämlich auf Hunger programmiert sein, dann wird er seine Reserven selbstverständlich behalten, wie gehabt.

Kapitel 20
Mutmacher und Fallen

Einige meiner übergewichtigen Frauen sind schon jenseits der Wechseljahre. Sie waren lange davon überzeugt, zu alt zum Abnehmen zu sein.

Die älteste Dame, mit der ich gearbeitet habe, war Maria. Sie hatte die Siebzig schon weit überschritten, war aber noch sehr agil und im Kopf jung geblieben. Wenn man denkt oder sogar hofft, dass Eitelkeit mit dem Alter verschwindet, dann täuscht man sich.

Maria war wirklich nicht dick, im Gegenteil, jeder hätte sie als schlank bezeichnet, außer sie selbst.

Sie litt dennoch unter ihren paar überflüssigen Pfunden genauso wie ein junges Mädchen. Eines Tages meldete sie sich deshalb zu meiner Gruppe an. Sie machte sich keine große Hoffnung abnehmen zu können, denn schließlich kämpfte sie mit dem bisschen Fett schon seit vielen Jahren.

Beim letzen Gruppentreff, nach den drei Monaten, war sie die Erfolgreichste von allen. Sie hatte ihr Ziel erreicht. Das lag sicherlich auch daran, dass sie trotz ihres Alters bereit war, ein paar ihrer Gewohnheiten zu ändern und dann sehr diszipliniert dabei blieb. Am Ende hatte sie vier Kilo abgenommen, ihr Wunschgewicht erreicht, und bis heute hat sie nicht wieder zugenommen.

Maria wiegt, bei 1.60m Körpergröße, 56 kg und sieht von hinten aus wie ein junges Mädchen.

Vier Kilo sind in diesem Alter eine ganze Menge. Der Körper krallt sich, je älter man wird, genau wie in der Schwangerschaft sehr an seinen Luxus. Erst recht, wenn er, wie bei Maria, nicht viel davon besitzt.

Wusstest du, dass man auch viel langsamer altert, wenn man regelmäßig Sport treibt? Der Körper baut nämlich nicht ab, solange er benutzt wird. Auch die Wechseljahre lassen viel länger auf sich warten. Die Knochen bleiben dicht und die Muskulatur kräftig, und deshalb schrumpft man auch nicht.

Maria ist der beste Beweis. Seit ihrer Kindheit war sie immer Mitglied in Sportvereinen.

Als sie schließlich in die Wechseljahre kam, litt sie kaum an Depressionen. Das wiederum hielt sie schlank.

Oder Heidi. Heidi kam in meine Gruppe und sie war völlig frustriert. Sie steckte mit ihren 50 Jahren mitten im Klimakterium. Sie wog 72 kg bei 163 cm Größe.

„Ich kann machen was ich will, ich werde jeden Tag fetter und dabei war ich doch mein Leben lang schlank! Sicherlich liegt das an den Wechseljahren." Sie war verzweifelt.

Heidis Karriere war klassisch. Mit den Hormonschwankungen kamen die Hitzewallungen, mit den Depressionen die Kilos. Mit den Kilos schließlich die Diäten.

Nach den drei Monaten in der Gruppe wog Heidi nur noch 60 Kilo und ein paar Wochen später 58 kg. Das ist nun schon ein paar Jahre her, aber sie hat nie wieder zugenommen, obwohl sie sich noch immer in den Wechseljahren befindet.

Heidi verbringt sehr viele Monate in ihrem Haus in Spanien. Dort liegt sie die meiste Zeit faul am Strand. Sie bleibt trotzdem schlank. Sie beachtet die Ernährungstipps und hat nie wieder eine Diät gemacht.

Sport zu treiben ist also kein unbedingtes Muss. Es reicht, wenn du dich an alles andere hältst, aber:

Durch den Sport und die dabei ausgeschütteten Endorphine (Glückshormone) sind auch Heidis Depressionen weitgehend verschwunden, und der Körper lagert auch deshalb nicht mehr alles ein.

Max war damals in derselben Gruppe wie Heidi.

Männer sind beim Abnehmen übrigens viel schneller erfolgreich. An ihnen darf sich eine Frau niemals messen, wir haben keine Chance. Wenn du also zusammen mit deinem Freund oder Mann abnehmen möchtest, dann fange keinen Wettbewerb an, du *kannst* ihn nicht gewinnen.

Wenn du ein Mann bist, dann nimm Rücksicht auf den etwas langsameren Erfolg deiner Frau oder Freundin. Sie kann gegen dich nicht antreten, denn Männer haben einen anderen Stoffwechsel. Von Natur aus sind sie wesentlich muskulöser, schließlich hat sie die Evolution für körperliche Arbeit, die Jagd und den Kampf ausgerüstet. Durch das mehr an Muskulatur haben sie einen viel höheren Grundumsatz. Ihr männlicher Organismus verbraucht also schon im Ruhezustand wesentlich mehr Kalorien als der weibliche.

Max ist ein erfolgreicher und immer unter Stress stehender Arzt.

Er schob schon seit Jahren einen mächtigen Bauch vor sich her.

Essen gab es nur einmal am Tag, und das abends. Dann saß er praktisch vor dem Kühlschrank und hörte nicht auf, bis der leer gefressen war. Oft überfiel ihn der Hunger auch im Schlaf und er stattete der Küche noch einmal einen Besuch ab.

Frühstück und Mittagessen kannte er, wenn überhaupt, nur von den Wochenenden.

Nach meinem Ernährungsseminar musste er sich völlig umstellen, aber wie bei all den Anderen half ihm die klare Logik dabei.

Seine Frau packte ihm jetzt immer etwas zu Essen in seine Arbeitstasche, wenn er morgens *nach dem Frühstück* in die Praxis ging. Er begann tagsüber regelmäßig zu essen. Dadurch blieben auch nach kurzer Zeit die nächtlichen Fressattacken aus.

Wer nachts öfter isst, gewöhnt seinen Magen schnell daran und wird dann auch regelmäßig mit seinem Knurren aus den Träumen gerissen. Wer dem dann nachgibt, sorgt dafür, dass sein Insulinspiegel im Blut ansteigt und die nächtliche Fettverbrennungsmaschine nicht funktionieren kann!

Es dauert nur ein paar Nächte, bis man sich und dem Magen den Gang zum Kühlschrank wieder abgewöhnt hat, und der Magen sich nicht mehr meldet. Aber der braucht die Chance dazu.

Max nahm in den drei Monaten sagenhafte 18 Kilo ab.

Auf Grund seines Erfolges wurden meine Gruppen von einer Krankenkasse gefördert und der ortsansässige Kardiologe, ein guter Freund von Max, schickte seine übergewichtigen Patienten zu mir.

Heute ist Max wieder dick. Seine verlorenen Kilos hat er wieder vollständig in den Fettzellen versammelt.

Was war passiert?

Nachdem die Gruppe ihren Kurs beendet hatte, aß er noch einige Zeit vernünftig, fiel dann aber in sein altes Verhaltensmuster zurück. Irgendwann hörte er wieder auf zu frühstücken, hatte tagsüber Hungerperioden und fraß schließlich wieder abends und nachts den Kühlschrank leer.

Es dauerte zwar eine ganze Weile, bis er sein ursprüngliches Gewicht wieder erreichte, aber inzwischen hat er es tatsächlich geschafft.

Max ist Arzt, kaum einer hat die körperlichen Zusammenhänge so gut verstanden wie er, und trotzdem! Er tappte in eine Falle, vor der ich immer warne und nun auch dich dringend warnen möchte!

Er war der Meinung, er wisse ja nun, wie einfach abnehmen ist und könne seinen Organismus jederzeit wieder umprogrammieren.

Das ist eine Falle!

Du wirst feststellen, es funktioniert. Du nimmst ab, und zwar kontinuierlich. Wenn du dich an all meine Vorschläge hältst, dann wirst du dein Fett verlieren. Du musst ja nur, wie du jetzt weißt, regelmäßig und nicht in Massen essen. Deine Kilos werden purzeln. Du denkst vielleicht: *Wow, so einfach ist das?* Ja, es ist so einfach, aber die Regelmäßigkeit ist ein absolutes **MUSS**.

Denn dein Körper ist schlau!

Nehmen wir einmal an, du hattest 20 Kilo zuviel. Diese 20 Kilo gehortete Energie in deinen Fettzellen waren für deinen Körper **Luxus**, den er jetzt verloren hat. *Vergiss das nie!*

Sie bedeuten für ihn Wärme, Vorräte und Überlebensversicherung. Wie sie im Spiegelbild aussehen ist ihm dabei völlig wurst.

In der Phase, in der du schnell abnehmen willst, sehr motiviert bist und dich an alles hältst, auch meine Tricks benutzt um den Erfolg zu beschleunigen, in dieser Phase stellt sich der Organismus um. Er passt sich den neuen Gegebenheiten an.

Die Evolution nicht!

Deine Fettzellen nämlich behältst du, auch wenn sie leer sind. *Sie werden niemals abgeschafft.*

Dadurch, dass sie einmal recht voll mit gespeicherter Energie waren, es jetzt aber nicht mehr sind, erkennt deine evolutionäre Programmierung die vermeintlichen Notzeiten.

Wenn du alles richtig machst, wird der Stoffwechsel morgens durchstarten und den ganzen Tag laufen - weil *du* ihn am laufen hältst.

Genau jetzt ist auch der Zeitpunkt gekommen, wo *diese Regelmäßigkeit in dein Leben einfließen muss*. Du solltest es nicht wieder ändern, nicht auf Dauer.

Wenn dein Organismus erneut falsche Signale bekommt, dann wird er auf Teufel komm raus versuchen, sein altes Gewicht wieder zu erreichen.

Du wirst deine 20 Kilo Luxus zurückbekommen, soviel ist sicher.

Bist du richtig schlank, kannst du, wie versprochen, auch mal problemlos eine Tüte Chips am Abend essen^. Aber das solltest du nicht unbedingt *jeden* Abend tun, (es sei denn dein Körper verbraucht sie wieder; weil du zum Beispiel Sport treibst).

Du darfst auch mal mehr essen als du benötigst, auch mal am Büfett den zweiten Teller holen, ohne dass es die Waage am nächsten Morgen straft. Aber die Betonung liegt auf: *MAL!*

Wenn du *das* nämlich wieder regelmäßig tust, wenn du wie Max in dein altes Verhaltensmuster zurück fällst, wirst du deinen Körper wieder zum dick werden zwingen.

Denke immer daran, dein Organismus macht was *du* willst, er ist dein Freund und **re**agiert immer nur!

Denkst du jetzt, das macht ja nichts, ich lese dann einfach das Buch noch einmal, dann täuschst du dich. Es wird schwerer werden.

Dein Körper glaubt dir nämlich nicht mehr. Du hast ihm schließlich signalisiert, dass nichts von Dauer ist. Um dich zu schützen wird er sich diesmal richtig an seinem Fett festkrallen, und du musst länger als beim ersten Mal warten, bis er den Stoffwechsel erneut umstellt.

Das wird bei dir Frust auslösen, und wie du ja weißt:

Die meisten Dicken sind Frustesser!

Du befindest dich wieder im Teufelskreis.

Wenn du abnehmen willst, dann gib deinem Stoffwechsel eine Chance, ändere deine neuen Gewohnheiten nicht mehr.

Ich gehöre zu den Frauen die sich ständig anhören müssen: *Du hast gut reden, du kannst ja essen, was du willst. Du wirst ja nicht dick ...*

Es gibt tatsächlich Menschen die nicht dick werden, aber da läuft etwas in deren Körper schief. Die Ursachen dafür sind vielfältig, zum Beispiel eine Überfunktion der Schilddrüse.

Ich gehöre nicht dazu.

Meine Mama ist fett, mein Vater hat schon den zweiten Herzinfarkt hinter sich. Meine Großeltern waren beide dick. Ich habe zwei Kinder zur Welt gebracht und glaube mir, nach der Geburt des Zweiten habe ich besagte Aussage lange nicht mehr hören müssen.

Ich bin eitel, das stimmt. Ich möchte niemals dick werden, das stimmt auch, *und ich werde niemals dick werden*, denn ich weiß ja, wie einfach dies zu verhindern ist.

Ich frühstücke *immer*. In meiner Teeny-Zeit hatte ich es lange Zeit nicht getan. Ich habe morgens lieber länger geschlafen, um dann erst beim zweiten Klingeln in die Schule zu hetzen.

Aber ich habe es mir wieder angewöhnt.

Ich koche nicht besonders gerne, kann es auch nicht gut, aber ich esse für mein Leben gern. Ich höre allerdings auf zu essen, wenn ich merke, dass es reicht. Ansonsten esse ich alles. Ich habe ein sehr gutes Verhältnis zum Essen, denn ich weiß, dass es nicht dick macht.

Wie schon erwähnt habe ich einen Full-Time-Job.

Auch wenn es zu meinem Beruf nicht ganz passen mag, ich bin trotzdem kein Gesundheitsfanatiker. Also sind Currywurst, Pommes mit Majo, Hamburger und Big Mac für mich Realität. Ich liebe Milka-Vollmilchschokolade und Chips, und ich esse sie auch. Ich werde niemals das Gefühl haben, dass ich auf irgendetwas verzichten muss, *denn ich verzichte nicht*.

Mein Geheimnis ist nicht etwa die Überfunktion der Schilddrüse, sondern dass ich meinen Körper kenne und weiß wie er funktioniert.

Ich setzte Prioritäten, klar! Mir ist Größe 34 wichtiger als der dritte Teller am Büfett.

Ja ich bin Fitness-Trainerin. Aber wenn du jetzt denkst, na ja, die macht bestimmt Sport ohne Ende, dann liegst du auch hier falsch. Ich verdurste praktisch an der Quelle.

Ich bin Gerätetrainerin und gebe keine Aerobic-Kurse. Das bedeutet, mein Beruf hat wahrscheinlich genauso wenig mit körperlicher Bewegung zu tun wie deiner. Leider! Ich rede und schreibe viel und sitze überwiegend an meinem Trainertisch, halte Seminare und bewege mich viel zu wenig.

Auch in meiner Feizeit komme ich nur selten zum trainieren. Abends liege ich am liebsten faul vor dem Fernseher oder schreibe am Computer.

Aber ich kenne meinen Motor. Ich achte nicht darauf was ich esse, aber immer, *wie viel* davon. Ich habe ihn im Griff, weil ich weiß, welches Zahnrad sich in welche Richtung dreht. Ich gebe ihm keine Veranlassung, Energie in seine Reservetanks zu schleusen. Mein Organismus weiß schlichtweg, dass mein Kühlschrank immer voll ist.

Ich knabbere vor dem Fernseher, aber nicht jeden Abend, und ich esse mit Vergnügen, *niemals* mit schlechtem Gewissen. Und glaub mir, ich esse oft!

Sündigen gibt es nicht. Wenn ich im Sommer ein großes Eis mit Sahne vernasche, dann mit Genuss. Ich begehe damit kein Verbrechen und ich kaufe auch nur *ein* Eis und plündere nicht die ganze Eisdiele.

Ich nutze immer die nächtliche Fettverbrennungsmaschine und freue mich morgens darüber, wie gut sie funktioniert.

Deshalb bin ich schlank, und nicht weil ich in einem Fitness-Studio arbeite oder gar das Dünnsein geerbt hätte.

Ich muss dir noch von einem Fall erzählen, an dem ich gescheitert bin.

Kathrin betrat eines Tages den Trainingsraum. Sie hatte ein Baby, ihr drittes Kind, in der Tragetasche dabei. Sie war 28 Jahre alt und sehr dick. Ich schätzte sie um die 150 kg schwer. Und das war eher noch eine vorsichtige Einschätzung.

Kathrin war eine von den scheinbar immer lustigen Dicken. Sie lachte während unseres Gesprächs ununterbrochen und erzählte ohne Hemmungen von ihren Problemen und Essensvorlieben. Jetzt aber wollte sie endlich abnehmen.

Ich fand es einfach Klasse, dass sie den Mut hatte, dazu in ein Fitness-Studio zu gehen und sie die Vorstellung von superschlanken und durchtrainierten Menschen nicht davon abhalten konnte. Sie war ehrlich erstaunt, als sie sah, wie sehr sie sich hier in guter Gesellschaft befand.

Wie dem auch sei, Kathrin hatte Bluthochdruck und kaputte Gelenke. Wie so viele wollte sie aber nicht deshalb abnehmen, sondern eben wegen der Ästhetik. Sie hoffte, ihre von den Fettpolstern überdehnte Haut würde nicht hängen, wenn sie während des Abnehmens ihre Muskeln trainierte.

Diesen Zahn musste ich ihr leider ziehen, aber bei diesen Massen hätte ich sie belügen müssen, wenn ich ihre Hoffnung bestätigt hätte.

Trotzdem meldete sich Kathrin an, auch zu meiner Gruppe. Als ich ihr im zweiten Stock noch schnell die Kinderbetreuung zeigen wollte, hätte ich sie damit beinahe umgebracht. Sie bezwang die wenigen Stufen nur mit letzter Kraft, keuchte und rang nach Luft und ich schämte mich für meine Kurzsichtigkeit, nicht den Fahrstuhl benutzt zu haben.

Kathrin kam fast jeden Tag. Da sie mit einer Pulsuhr arbeiten sollte, musste ich für sie erst einmal zwei Brustgurte für den dazugehörigen Sender zusammennähen.

Zwei Wochen später begann die Gruppe.

Schon beim Ernährungsseminar hätte ich Kathrin am liebsten vor die Tür gesetzt. Sie widersprach grundsätzlich allem was ich empfahl, egal wie logisch es auch war.

Sie weigerte sich, den Tag mit einem Frühstück zu beginnen, erklärte sich dabei garantiert übergeben zu müssen, wollte ihre Gewohnheiten nicht ändern und stellte alles in Frage, was ich in meinem Seminar erzählte. Das ist nicht verboten, ganz im Gegenteil, es ist sogar gewollt - wenn es angemessen ist. Das war es aber nicht. Kathrin zog meine Gruppe regelrecht hinunter. Ich hatte Mühe, sie zu bremsen. Außer ihr kam an diesem Abend kaum noch jemand zu Wort.

Um sie wiegen zu können, stellte ich sie auf zwei baugleiche Körperfettwaagen. Weil dabei die beiden Digitalanzeigen ständig hin und her sprangen, konnte ich ihr Gewicht am Ende wieder nur schätzen. Es betrug um die 160 Kilo.

Zwei Tage später erfuhr ich dann, dass ich gar nicht so falsch lag. Kathrin wog 158 Kilo und das bei einer Größe von 165 cm. Die Waage ihres Frauenarztes, bei dem sie am Morgen einen Termin hatte, ging bis 200 Kilo.

Zufällig hörte ich kurze Zeit später, wie sich Kathrin mit einem anderen Mitglied über ihre Schwangerschaften unterhielt. Sie prahlte damit, dass keines der drei Babys von ihrem Gynäkologen mit dem Ultraschallgerät zu finden war. Selbst das moderne Gerät hatte keine Chance durch ihre Fettschichten am Bauch durchzudringen. Alle Kinder wurden deshalb auf Verdacht irgendwann mit Kaiserschnitt geholt.

Nach jeder Geburt rieten ihr die Ärzte eindringlich, abzunehmen. Sie gaben ihr unmissverständlich zu verstehen, dass sie sonst ihre Kinder nicht als Erwachsene erleben werde.

Wie viel Druck braucht ein Mensch?

Bei Kathrin reichte selbst die Aussicht auf einen frühen Tod nicht aus. Sie änderte nichts. Katrin kam zwar regelmäßig ins Studio, aber nicht um abzunehmen oder zu trainieren, sondern um ihre Kilos zu präsentieren. Deshalb wollte und konnte sie auch keinen meiner Ratschläge annehmen. Kathrin suchte nach Aufmerksamkeit.

Ich hatte keine Chance.

Dies war die Aufgabe für einen Therapeuten. Als ich Kathrin vorsichtig dazu riet, kam sie nie wieder.

Kapitel 21
Olis Woche

Als ich dieses Buch fertig geschrieben hatte, gab ich das Manuskript einigen Freunden zum Korrekturlesen. Ich war sehr gespannt auf deren Reaktionen und Meinungen.

Unter anderem gehört zu diesem Kreis auch McLaren Sportchef *Norbert Haug*.

Seine Meinung war für mich besonders wichtig, nicht weil er durch die Formel 1 sehr bekannt ist, sondern weil er gelernter Journalist ist. Darum war ich auch sehr stolz, als er mein Werk zurückbrachte und den Inhalt interessant und einleuchtend fand.

Norbert riet mir allerdings zu einer Ergänzung. Er meinte, es fehle ein Kapitel in dem beschrieben werde, was genau man essen darf oder soll.

Nun, er hat Recht!

Zwar wollte ich Vorschriften verhindern, denn einer meiner wichtigsten Leitsätze lautet schließlich:

Es interessiert mich nicht was du isst, mich interessiert, wie und wann du isst!

Ich weiß aber auch, jeder Mensch sucht nach möglichst schnellen Lösungen.

Deshalb werde ich mein Buch um dieses Kapitel erweitern.

Aber ich gehe anders vor, als du vielleicht denkst. Ich werde dir einfach Auszüge aus Olis Speiseplan verraten.

Du erinnerst dich? Oli, der insgesamt fast 40 Kilo abgenommen hat und der eigentliche Begründer meiner Gruppen ist?!

Der Sinn besteht für dich nun allerdings nicht darin, alles eins zu eins zu übernehmen. Das würde auch niemals funktionieren, denn Oli ist Oli, und du bist du!

Tag 1 (Montag)

Egal-Tag:
Frühstück, 06:00 Uhr: Eine Schüssel Müsli mit Quark.
10:00 Uhr: Ein halbes Wurstbrot.
Mittagessen, 12:15 Uhr: Roulade mit Kartoffelpüree und Salat (bis zum angenehmen Sättigungsgefühl).
15:00 Uhr: Eine Brezel.
18:00 Uhr: Zwei Brote mit Leberwurst, Gewürzgurke, Tomate.

Tag 2 (Dienstag)

Egal-Tag:
Frühstück, 06:10 Uhr: Eine Schüssel Müsli mit Milch.
9:00 Uhr: Eine Butterbrezel.
Mittagessen, 12:15 Uhr: Schnitzel mit Pommes, Ketchup, Salat und ohne Vollstopfen.
14:30 Uhr: Kleines Stückchen Kuchen.
17:45 Uhr: Spaghetti mit Tomatensoße.
Nach dem Sport, 20:15 Uhr: Rest der Spaghetti.

Tag 3 (Mittwoch)

Egal-Tag:
Frühstück, 6:10 Uhr: Zwei Scheiben Toast mit Butter und Marmelade.
9:30 Uhr: Eine Brezel.
Mittagessen, 12:15 Uhr: Fischstäbchen mit Kartoffelsalat (bis zum angenehmen Sättigungsgefühl).
15:10 Uhr: Müllers Milchreis. 18:30 Pichelsteiner Gemüseeintopf ohne Vollstopfen.

Tag 4 (Donnerstag)

Egal-Tag:
Frühstück, 6:00 Uhr: Eine Schüssel Müsli mit Kaba.
9:00 Uhr: Ein Wurstbrötchen.
Mittagessen, 12:20 Uhr: Maultaschen und Kartoffelsalat (bis zum angenehmen Sättigungsgefühl).
14:30 Uhr: Einen Schokoriegel.
17:00 Uhr: Zweimal ins Wurstbrot gebissen.
20:30 Uhr: Pizza „Vier Jahreszeiten" nicht ganz aufgegessen.

Tag 5 (Freitag)

Egal-Tag:
Frühstück, 6:15 Uhr: Eine Schüssel Müsli mit Quark.
9:45 Uhr: Ein Salamibrötchen.
Mittagessen, 13:00 Uhr: Rigatoni al Forno und Salat (bis zum angenehmen ...).
16:00 Uhr: Eine Butterbrezel.
18:00 Gulasch mit Spätzle (bis zum angenehmen Sättigungsgefühl).

Tag 6 (Samstag)

Egal-Tag:
Frühstück, 10:15 Uhr: Zwei gekochte Eier und zwei Körnerbrötchen mit Honig.
Mittagessen erst um 16:00 Uhr: Halbe Currywurst mit halber Portion Pommes.
20:00 Uhr: Großer Salat mit Meeresfrüchten.

Tag 7 (Sonntag)

Egal-Tag:
Frühstück, 9:00 Uhr (Squashtag): Eine Schüssel Müsli mit Quark.

Mittagessen, 12:30 Uhr: Hähnchenflügel.

15:00 Uhr: Zwei Bananen und einen Müsliriegel.

18:30 Uhr: Schweinebraten mit Rotkohl und Nudeln (bis zum angenehmen Sättigungsgefühl), denn morgen ist ja wieder...

Tag 1

Egal-Tag ...!

Richtig!!!

*Oli hat vor allem immer **regelmäßig** gegessen und sich niemals voll gestopft!*

Er trieb viel Sport, deshalb nahm er auch in dieser Geschwindigkeit ab.

Ausschlaggebend aber war sein völlig verändertes Essverhalten. Er lernte mit Nahrung locker umzugehen, machte sich nach einiger Zeit überhaupt keine Gedanken mehr, aß endlich was er wollte. Aber er achtete peinlich genau darauf, sich niemals mehr voll zu stopfen.

Er verzichtete auf nichts, nicht einmal auf seine geliebte Coca Cola. Er gewöhnte sich sehr schnell an die Veränderungen, und mit dem Erfolg kam die Motivation. Seine Speckrollen verschwanden, und in derselben Geschwindigkeit wuchs sein Selbstvertrauen.

Heute ist Oli nebenberuflich Spinning Instruktor in einem Fitness Studio.

Für all diejenigen, die sich nichts darunter vorstellen können: Spinning ist Rad fahren in der Gruppe. Fettverbrennungs- oder Konditionstraining mit fetziger Musik und viel Spaß.

Die Teilnehmer seiner Kurse lieben ihn und er ist immer ausgebucht.

Als ich damals mit ihm auf Mallorca war, nahm er im Urlaub weiterhin ab, obwohl unser einziger Sport daraus bestand, abends zu überlegen, ob wir am nächsten Morgen vielleicht joggen gehen sollten. Wir haben es nicht *einmal* getan.

Sein umprogrammierter Stoffwechsel lief und schnurrte, und nach zehn Tagen Strandliegen war der Rest seines übrig gebliebenen Bauches auch noch verschwunden.

Die guten Gefühle, die er sich früher aus dem Essen zog und die für ihn Frustbekämpfung waren, holt er sich nun über die Anerkennung und seinen Erfolg. Er braucht dazu das Essen nicht mehr. Für ihn ist es heute *Energieaufnahme mit Vergnügen*.

Dir wird das Gleiche gelingen, garantiert.

Wenn du wie Oli wirklich schlank werden *willst*, fange zuerst mit der Umprogrammierung in deinem Gehirn an.

Dann befindest du dich sofort auf dem sicheren Weg zum Erfolg.

Du musst dir nur über diese Dinge im Klaren sein:

1. *Essen macht nicht dick*
2. *Essen ist Energieaufnahme mit Vergnügen*
3. *Fett ist Energie*
4. *Auf jede Aktion folgt eine Reaktion*
5. *Dein Körper ist dein bester Freund*
6. *Regelmäßigkeit ist die Grundvoraussetzung für die Umprogrammierung*

Ich würde mich sehr auf einen kleinen Bericht über deine Erfolge freuen.

Dazu kannst du mit mir über meine Homepage in Kontakt treten. Auch Fragen beantworte ich dir sehr gerne übers Internet.

Viel Spaß, Lena

info@fett-weg.biz

Kapitel 22
Das große Missverständnis der Evolution
(oder ... warum Frauen nicht mehr wollen ...)

Essen macht nicht dick, es sei denn, du isst falsch.

Die Evolution hat uns mit Energiespeichern für Notzeiten ausgestattet. Sie möchte einfach nur unser Überleben und unsere Fortpflanzung sichern, damit die Spezies Mensch nicht ausstirbt.

Für *sie* ist und war dieses Zeitalter der Massenviehzucht, Gewächshäuser und vollen Kühlschränke niemals vorgesehen.

Schließlich weiß auch niemand, wie lange die fetten Jahre noch andauern.

Die Evolution meint es tatsächlich immer noch gut mit uns, auch wenn unsere Entwicklungen und Fortschritte die Rahmenbedingungen gravierend verändert haben.

Auch Mechanismen, die unseren Fortpflanzungstrieb betreffen, haben eigentlich ihre Notwendigkeit verloren. Dennoch greifen sie noch immer ...

In der Morgendämmerung der Zivilisation lebten die Menschen nicht wie heute in Großstädten, sondern in kleinen Sippen und Verbänden. Der tägliche Kampf ums Überleben war erbarmungslos und nur die Stärksten kamen weiter. Die Schwachen erlagen der natürlichen Auslese und gingen gnadenlos unter.

Hier beginnt ein weiteres Dilemma.

In all den Jahren, die ich mich nun mit den menschlichen Trieben beschäftige, mich mit Frauen und Männern unterhalte, taucht immer und immer wieder ein Problem auf, das ich für das *Totgeschwiegenste dieser Welt* halte.

Es existiert in so vielen Ehen und Beziehungen, und scheint doch gar nicht da zu sein. Hier kommt, wie versprochen, der Hinweis auf mein zweites Buch …

Vielleicht kommt dir die nächste Geschichte sehr bekannt vor:

Sabine

Sabine hatte ihre Tage. Als sie morgens aufwachte, spürte sie schon dieses unangenehme Ziehen in ihrem Bauch. Einerseits hasste sie die allmonatliche Blutung, andererseits freute sie sich regelrecht darauf. Heute und in den nächsten Tagen brauchte sie wenigstens kein schlechtes Gewissen zu haben …

Sabine liebt ihren Mann Heiko sehr, das weiß sie wie nichts anderes. Die beiden sind seit fünf Jahren verheiratet, und eigentlich glücklich. Sie haben zusammen einen süßen Sohn, Kevin.

Der war damals auch der Grund für ihre relativ schnelle Hochzeit.

Sabine kannte Heiko erst wenige Monate, als sie bemerkte, dass ein Baby unterwegs war.

Heiko war der Mann ihres Lebens, das spürte Sabine vom ersten Augenblick an. Deshalb heiratete sie ihn ohne den geringsten Zweifel zu haben, an seiner Seite glücklich zu werden.

Sie bekamen den kleinen Kevin und alles war perfekt. Heiko hatte einen tollen Beruf und verdiente genug Geld.

Sabine ging in ihrer Mutterrolle völlig auf. Sex war für sie und ihren Mann sehr wichtig und immer wunderschön.

Das änderte sich bei Sabine nach ungefähr zwei Jahren.

Es geschah nicht von heute auf morgen, sondern kam eher schleichend.

Sabine hatte immer seltener Lust, mit Heiko zu schlafen. Es war ihr selbst ein Rätsel. Ihr sexuelles Interesse an ihrem Mann schien langsam einzuschlafen.

Heiko brauchte viel Einfühlungsvermögen und Geduld, wenn er mit seiner Frau schlafen wollte. Er schob es erst auf den Stress mit dem

Kleinkind, aber Sabine wusste, dass es eben nicht so war. Ihr Sohn Kevin war ein denkbar liebes Kind und völlig unkompliziert, und sie fühlte sich in keiner Weise gestresst und trotzdem …

Schon seit Monaten hatte sie nicht mehr die Initiative ergriffen, um mit Heiko Sex zu haben. Im Gegenteil - sie war jetzt öfter froh, wenn er länger arbeiten musste und todmüde nach Hause kam. Sie kochte dann sein Lieblingsessen und hoffte, er würde auf dem Sofa einschlafen.

War das nicht der Fall, benutzte sie immer öfter Ausreden, um nicht zärtlich werden zu müssen. Die berühmten Kopfschmerzen mussten genauso herhalten, wie bleierne Müdigkeit oder eben ihre Periode.

Heiko war enttäuscht und die Stimmung zwischen ihnen wurde immer gereizter.

Sabine plagte Tag und Nacht ein schlechtes Gewissen, sie fühlte sich dadurch noch mehr unter Druck gesetzt. Das wiederum schien den letzten Rest ihrer Lust auch noch zu töten.

Das konnte doch alles nicht richtig sein, sie war offensichtlich nicht normal. In den ersten Monaten ihrer Beziehung waren sie doch kaum voneinander los gekommen, hatte ganze Wochenenden im Bett verbracht. Heiko war ein wunderbarer Liebhaber und sie schlief gerne mit ihm.

Was um Gottes Willen hatte sich jetzt verändert? Heiko war es jedenfalls nicht. Er war der gleiche gute Liebhaber geblieben. Sabine fand den Sex mit ihm auch nicht langweilig, aber ihr Körper schien einfach nicht mehr auf ihn reagieren zu wollen, sosehr sie es sich auch wünschte.

Konnte es an ihrer Vergangenheit liegen? Vielleicht, weil das „erste Mal" mit einem Mann damals ein schlimmes Erlebnis war, und Sabine sehr lange unter dieser großen Enttäuschung litt?

Oder hatte sie eine Krankheit von der sie nichts wusste? Heiko nannte sie letzte Woche in seiner Wut und Enttäuschung frigide. War sie das wirklich? Sie liebte Heiko doch, aber wenn im Bett seine Hand unter ihre Decke glitt, wollte sie am liebsten weglaufen.

Das ging nun schon fast drei Jahre so. Inzwischen hatten die beiden aufgehört, darüber zu reden. Oft schlief Sabine mit Heiko um des lieben Friedens willen. Das wiederum blieb ihrem Mann nicht verborgen und er schämte sich. Die Ehe begann zu kriseln. Sabine suchte Rat bei ihrem Gynäkologen. Der konnte nichts Körperliches feststellen und riet zu einer Therapie.

Die innere Sperre, die sie empfand, wenn Heiko zärtlich wurde, schien immer größer und mächtiger zu werden. Sabine konnte nicht dagegen ankämpfen und ihr wurde klar, dass die Ehe über kurz oder lang zum Scheitern verurteilt war. Irgendwann würde ihr Mann sich das, was ihm fehlte, woanders holen ..., wenn er es nicht schon tat.

Es ist, wie in einen Abgrund springen zu müssen, und gar nicht springen zu wollen ...

So beschreibe ich das Gefühl dieser Sperre.

Heiko

Heiko verstand die Welt nicht mehr. Alles könnte so schön, so perfekt sein, wäre da nicht der große Schatten der über dem Familienfrieden hing.

Sabine schlief immer seltener mit ihm.

Heiko hatte sich den Kopf zermartert. Als er Sabine kennen lernte, waren sie sexuell das absolute Traumpaar. Es gab Wochenenden, die sie komplett im Bett verbrachten, einfach nicht die Finger voneinander lassen konnten.

Als Sabine schwanger wurde heiratete er sie, aber nicht nur aus diesem Grund. Er wollte mit ihr alt werden, fand sie als Mensch phänomenal und als Geliebte absolut traumhaft.

Jetzt aber fühlte Heiko sich betrogen.

Die Nächte, die er mit seiner Frau in leidenschaftlicher Umarmung verbrachte, wurden immer seltener. Genau genommen gab es sie gar nicht mehr.

Anfangs machte er sich keine großen Gedanken, wenn Sabine mal wieder keine Lust auf Sex hatte. Er schob es auf den Stress mit dem Baby und die Mutterrolle, die für seine Frau neu war. Es würde sich schon alles wieder einspielen.

Aber nichts spielte sich wieder ein. Im Gegenteil! Sabine hatte schon lange nicht mehr von selbst die Initiative ergriffen, und wenn Heiko mit ihr schlafen wollte, kam er sich immer öfter wie ein Bittsteller vor. Das nagte an seinem Selbstbewusstsein. Machte er etwas falsch? Liebte ihn Sabine nicht mehr, fand sie ihn unattraktiv? Hatte sie einen Anderen?

Es blieb ihm auch nicht verborgen, dass seine Frau oft nur aus Pflichtbewusstsein mit ihm schlief.

Das verletzte ihn mehr, als die ständigen Müdigkeits- und Kopfschmerz-Ausreden.

Wenn er sie fragte, dann versicherte Sabine jedes Mal, ihn über alles zu lieben. Heiko jedoch fiel es immer schwerer das zu glauben.

Wenn sie ihn tatsächlich liebte, dann würde sie doch auch gerne mit ihm schlafen, so wie am Anfang ...

Solche und ähnliche Geschichten, und meine eigene, veranlassten mich vor zehn Jahren der Sache auf den Grund zu gehen. Ich fand sehr schnell heraus: Was mit Sabine und Heiko geschehen war, ist keineswegs ein Einzelfall, sondern tatsächlich die Regel.

Als ich mich tiefer mit dieser Thematik zu befassen begann, war die Zahl derer, die von diesem Problem betroffen waren, erschreckend groß.

Es *konnte* sich nicht mehr um Einzelschicksale handeln.

Ich fand die Ursachen in unserer evolutionären Programmierung, und genau dort liegt auch die Lösung ...

DANKSAGUNG

Ich möchte allen Menschen danken, die dieses Buch ermöglicht haben.

Danke, Charly, für deine Idee!

Ich danke den Teilnehmern meiner Gruppen für ihre Offenheit und ihr Vertrauen.

Ich danke den Wissenschaftlern für ihre Untersuchungen.

Ich danke Oli dafür, dass er durch seinen Erfolg meine Gruppen erst ermöglicht hat.

Ich danke McLaren-Sportchef Norbert Haug, der mich auf die Idee brachte, dieses Buch zu schreiben.

Und ich danke

meinem Freund Michael für seinen Glauben an mich.

Ich nehme gern dein Feedback, liebe Leserin, lieber Leser entgegen, ich bin interessiert an Erfahrungsberichten, die mit der Thematik dieses Buches und mit der Thematik des in Kapitel 22 vorgestellten neuen Buches zu tun haben und ich beantworte auch gern Anfragen an mich. Nutzt dafür bitte meine E-Mail-Adresse:

info@fett-weg.biz

oder besucht mich demnächst auf meiner Homepage

www.fett-weg.biz,

wo auch bald ein Chat zur Verfügung stehen wird.

Meine Bücher sind übrigens bestellbar auf meiner oben erwähnten Homepage, in jeder guten Buchhandlung, im Internet, zum Beispiel bei „Amazon" oder direkt beim Verlag:

ASUG-Verlag
Postfach 10 01 11
63001 Offenbach am Main
(Fax: 069 / 83007356)

Weitere Bücher aus der Ratgeber-Reihe des ASUG-Verlages:

Richtig Geld verdienen im strukturierten Direktvertrieb? Was man über MLM, Network-marketing, Kontaktmarketing, „ethischen Verkauf" wissen sollte / Mühlhäuser, Alfred H.; Marsberg, 2001; 160 S.; ISBN 3-934594-00-X

Sie wollen nebenberuflich Geld verdienen und haben gehört von den sagenhaft klingenden Möglichkeiten im Multi-Level-Marketing (MLM) oder Networkmarketing? Sie wissen nicht, ob Sie diesen Aussagen trauen können und ob Sie sich im MLM engagieren sollten?
Mit diesem Ratgeber erhalten Sie eine Entscheidungshilfe für die Klärung der Frage, ob es sinnvoll ist, als Händler oder Führungskraft in diesem Bereich tätig zu werden, Geld und Zeit zu investieren.

Die Lehre des Buddha im 21. Jahrhundert / Ruderstaller, Ernst; Marsberg, 2001; 228 Seiten; ISBN 3-934594-02-6

Vorgestellt wird die Lehre des Buddha, basierend auf den Schriften des Pali-Kanons, Texten des frühen Buddhismus, die auf das Wort Buddhas zurückgehen. Lehre und Praktiken des ursprünglichen Buddhismus werden dem Leser nahegebracht und die Praxis der Meditation vorgestellt.

Die Bücher sind bestellbar im Buchhandel und direkt beim Verlag:

ASUG-Verlag
Postfach 10 01 11
63001 Offenbach